Ewa Meier   Winfried Teschauer

Reise ins unbekannte Land

Bildgestaltung mit demenzkranken Menschen

Eine Dokumentation

Alzheimer Gesellschaft Ingolstadt e.V.
Ingenium®-Stiftung Ingolstadt

Copyright © 2009 Ingenium®-Stiftung, Ingolstadt
Grafische Gestaltung und Satz: Dr. Winfried Teschauer
Umschlagmotiv und -gestaltung: Dr. Winfried Teschauer
Herstellung und Verlag: Books on Demand GmbH, Norderstedt

ISBN: 978-3-839-14368-1

Die Deutsche Nationalbibliothek verzeichnet diese Publikation
in der Deutschen Nationalbibliografie; detaillierte bibliografische
Daten sind im Internet über dnb.d-nb.de abrufbar.

Inhaltsverzeichnis

Vorwort

Anke Manthey

Der Alzheimer Gesellschaft Ingolstadt ist es ein großes Anliegen in diesem Buch der Öffentlichkeit Bilder von 14 Künstlerinnen und Künstlern, die von Demenz betroffen sind, vorzustellen. Unser Dank gilt den Gestalterinnen und Gestaltern der Bilder, die als Ausstellung "Reise ins unbekannte Land" in diesem Jahr zweimal in Ingolstadt zu sehen war. Ebenso danken wir den Angehörigen, die mit ihrem Einverständnis und ihrer Unterstützung die Ausstellung und Veröffentlichung der Kunstwerke erst ermöglichten.

Im Umgang mit Demenzkranken fällt es uns oft schwer zu erkennen, was in ihrem Leben wirklich wichtig ist und wie sie die Welt und ihre Mitmenschen sehen. Die Bilder sind überwiegend abstrakt gestaltet, sie strahlen vor allem Harmonie und Dynamik aus. Die Lebensfreude - auch wenn z. T. Trauer, Wut und Enttäuschung zu sehen ist - ist in jedem Bild spürbar. Die Menschen, die diese Bilder gemalt haben, sind neugierig und experimentierfreudig - mit einem Wort: lebendig.

Die Ausstellung "Reise ins unbekannte Land" war die Auftaktveranstaltung des Projektes "**InDemNetz**" (Ingolstädter Demenz Netz). In der Stadt Ingolstadt leben momentan etwa 1.600 Menschen, die an einer mittelschweren und schweren Demenz leiden und die Prognosen besagen, dass die Zahl in den nächsten Jahren weiter steigen wird. Das Bild, das in der Öffentlichkeit überwiegend von Demenzkranken existiert, ist meist eingeschränkt und bezieht sich nur auf einen hilfebedürftigen und abhängigen Menschen im Endstadium einer Demenz. Dieses Bild ist eingeschränkt und unangemessen - die Demenz ist eine schleichende Krankheit. Demenzkranke sind kreativ und leben aktiv.

Die Ausstellung soll vor allem dazu dienen ein realistisches Bild von den Betroffenen zu zeigen. Unser Ziel ist in erster Linie die Aufklärung und Sensibilisierung. Der Stigmatisierung und Dämonisierung der Krankheit Demenz soll mit diesem Projekt entgegengetreten werden.

Wenn sich auch Demenzkranke "InDemNetz" des kommunalen und bürgergesell-schaftlichen Gemeinwesens der Stadt Ingolstadt geborgen und getragen fühlen, haben wir ein wichtiges Ziel erreicht.

Ingolstadt, im November 2009

Die Farben und ihre Wirkung

Birgit Maria Niedner

In unserer Welt sind Farben allgegenwärtig. Sie sind überall präsent. Wir leben in einer Welt voller Farben. Und doch ist es so, dass sich fast keiner Gedanken darüber macht, sie vielmehr einsetzt aus Gründen wie "Schönheit" oder auch "Mode".

Kaum einer weiß um die Wirkung und die Kraft, die jeder Farbe inne wohnt.

Wenn wir davon ausgehen, dass ein Jedes eine bestimmte Schwingung in sich trägt, so wie es auch die Physik uns lehrt, kommen wir in einen Bereich der Farblehre, welche uns aufzeigt, dass in dieser Farbenwelt wohl wesentlich mehr enthalten ist, als nur das vordergründige "das finde ich schön" oder "das gefällt mir oder auch nicht".

Farben können beruhigen oder anregen, können aufwühlen, aggressiv machen, friedlich stimmen oder unruhig.

Es gibt vielerlei Möglichkeiten Farben bewusst einzusetzen.

Da der Mensch immer, und das gilt es zu betonen, immer ein individuelles Wesen ist, ist es wichtig zu betonen, dass sämtliches Wissen, welches Allgemein in der Farblehre vermittelt wird, nur ein absolut grober Ansatz sein kann. Jeder Mensch ist ein eigenes Sein, ein eigener Charakter, besitzt einen eigenen, absolut individuellen Körper. Und dieses Zusammenspiel eines jeden einzelnen, verknüpft mit ureigensten Potentialen und Fähigkeiten, lässt auch jeden Menschen mehr oder weniger in seiner eigenen Art und Weise auf eine bestimmte Farbe reagieren.

Reaktionen auf die Farbenwelt erfolgen meist unbewusst, man nimmt es meist nicht als bewussten Einfluss auf sein Leben wahr, außer eine Farbe ist in ihrer Intensität vielleicht "zu laut" oder "zu dominant".

Im Umgang mit kranken Menschen ist der Einsatz von Farben enorm wichtig. Hier kann man die betroffenen Personen mit Hilfe der Farben begleiten, hin zu mehr Ruhe, falls nötig, aber auch hin zu vielleicht mehr Aktivität, um nur zwei Beispiele zu nennen.

Demenzkranke Menschen können innerhalb der großen Anzahl von kranken Personen als eigene Gruppe betrachtet werden, denn ihre Art Farben wahrzunehmen, unterscheidet sich.

Sie sind unglaublich feinfühlig, nehmen Dinge intensiver wahr. Dies beruht darauf, dass ihr klares bewusstes Denkvermögen im Laufe der Zeit abnimmt, das Gefühlte/ Emotionale jedoch mehr und mehr zum Vorschein tritt. Selbst vormals emotional sehr verschlossene Menschen, reagieren im Zuge des Fortschreitens der Alzheimer`schen Krankheit mehr und mehr auf "wie fühlt sich das an?", ohne einer gewissen Logik zu folgen.

So kann es sein, dass ein Demenzkranker grundsätzlich zarte weiche Farben in seinen "Gemälden" bevorzugt, weil ihm das das Gefühl von "liebevoll" erschließt, ein anderer jedoch wählt eher starke, kräftige Farben, um die Emotion "ich bin noch da, ich lebe, ich drücke mich aus" fühlen und spüren zu können.

Bei der Wahl der Farben für die Aufenthaltsräume, die Gänge einer Station, ist es grundsätzlich ratsam, im Bereich des Zarten zu bleiben.

Da die Farben selbst ihre Wirkung haben, so zum Beispiel "Rot" grundsätzlich als anregend zu betrachten ist, ist dieser dauerhafte Einfluss einer in zartem Rot gestrichenen Wand trotzdem anregend, einfach auf Grund dessen, dass diese Wand ständig präsent ist.

Zu intensive Farbwahl für die Wände würde zu viel Aktivität hervorrufen, sei es, dass die Patienten zu sehr aktiv sind in ihren Bewegungen, oder aber auch in ihren Emotionen, es zum Beispiel sein kann, dass sie leicht ins Aggressive rutschen.

Die Wahl der Farben an den Wänden sollte immer so gestaltet sein, dass es verschiedenste Nischen oder auch Bereiche gibt, welche unterschiedlich in ihrer Farbwahl gestaltet sind. So kann der Demenzkranke selbst, durch sein Fühlen/sein Empfinden, dort hin wandeln, wo er sich am Wohlsten fühlt.

Verfügt die Station über einen so genannten Wandelgang, einen Gang also, wo der Patient rundherum marschieren kann, was dem Alzheimer-Patient durchaus entspricht, so wandelt diese Person somit an verschiedensten farblich gestalteten Wänden und Nischen vorbei. Dabei geschieht etwas sehr interessantes. Hier erfolgt ein Aktivieren sämtlicher Bereiche seines Seins, auf Grund seiner Individualität natürlich mehr oder weniger intensiv. Durch das Vorbeiziehen an Grün, Rot, Blau, Gelb usw. und auf Grund dessen, dass dieser Mensch einfach unbewusst „wahrnimmt", nehmen die Farben Einfluss auf die Gefühlswelt des Demenzkranken und agieren in verschiedensten Bereichen des gesamten Menschen, der diesen Gang wieder und wieder entlang geht.

4

So ist es einfach nur ratsam, aufmerksam mit Farben umzugehen, und vor allen Dingen niemals einen Bereich so zu gestalten, dass er in seiner Farbwahl einfach nur der Mode, dem Trend unterworfen ist.

Vor allen Dingen ist es ratsam, sich bewusst zu sein darüber, dass eine an Alzheimer erkrankte Person die Farben in seinem Ausdruck, zum Beispiel beim Malen, immer so wählt, wie es für ihn "sich richtig anfühlt".

Dies macht die Interpretation eines Bildes extrem schwierig, denn der Zugang dazu, ob diese Person in ihrem Werk gerade "alte Dinge" verarbeitet, in eine Erinnerung abgleitet und diese damit ausdrückt, oder aber mit diesem geschaffenen gemalten Bild zum Beispiel in sich eine Emotion erschafft, die sie in ihrem bis dahin gelebten Leben noch nie empfunden hat oder auch aus bestimmten Gründen nicht zugelassen hat, ist normalerweise nicht fassbar.

So bleibt nur zu sagen: Farben sind mehr als nur Farben. Sie sind Emotion und Gefühl. Sie sind Freude, Trauer, Anmut, Liebe, Anregung, Kraft, Wut und Eifersucht, und natürlich noch Vieles mehr.

Farben sind unser Leben.

Kunst und Kognition - Gedanken zum abstrakten Schaffen bei Demenz

Winfried Teschauer

Eine "Reise ins unbekannte Land"

ist das Malen mit Menschen mit Demenz allemal. Dies gilt nicht nur für die Art der Betrachtung der Kunstwerke von Demenzkranken wie sie Ewa Meier im Rahmen dieser Dokumentation anwendet. So ist - in vielleicht unbeabsichtigter Weise - der Name der Ausstellung von Kunstwerken visionär, die im Rahmen der Betreuungsgruppe „Atempause" der Ingolstädter Alzheimer-Gesellschaft entstanden sind.

Wo soll eine einigermaßen systematische Betrachtung des "Sujets" beginnen und was soll sie umfassen? Geht es um eine neurobiologische oder kognitionspsychologische Annäherung an das Thema? Ist der möglicherweise therapeutische Anteil künstlerischer Tätigkeiten gemeint, wie er aus anderem psychologischen oder psychiatrischen Kontext bekannt ist? Geht es um Beschäftigung von Menschen mit Demenz, um Teilhabe an der Gemeinschaft, um sinnvolle Arbeit, um die Möglichkeit, eine Beziehung zu anderen auszudrücken? Kurz: Inwiefern erfüllt in unserem Fall das Malen etwa die Kriterien der person-zentrierten Pflege von Kitwood? [Kitwood, 2000; Welling, 2004]

Oder geht es doch auch um Kommunikation? „Was will uns der Künstler mit seinem Werk sagen?" - ein Anliegen, das neben den Aspekten der Kommunikation auch die Frage stellt, ob sich der Künstler während der Schaffensphase in einem kognitiv besonders geschärften Zustand befindet, oder gerade nicht? Welchen Einfluss haben biographische Elemente? Oder macht Malen vielleicht einfach nur Spaß?

"Kunst" kommt von "können" - die Theorie

Inwiefern ist künstlerische Tätigkeit ein Ausdruck der menschlichen Seele und in welchem Ausmaß wird ihre Ausübung durch "einfache" motorische und kognitive, d.h. die Erkenntnis betreffende Prozesse überlagert? Diese Frage rührt, besonders im Hinblick auf Menschen mit Demenz, an eine der Grundfesten unserer Selbsterkenntnis: Die Frage nämlich, inwieweit unser "Selbst" eine von Gehirnstrukturen unabhängige spirituelle Manifestation darstellt oder eben nicht [Teschauer, 2009].

Unbestritten benötigen die Demenzkranken in der „Atempause" den Körper und seine Fähigkeiten zum Malen in vielfältiger Weise: Die Muskulatur und das knöcherne Gerüst des Armes und der Hand etwa, um den Pinsel oder die Spachtel festzuhalten und in koordinierter Weise zu führen. Hierzu gehört, im Sinne eines kybernetischen Regelkreises auch eine neuronale Kontrolle, also eine bewusste Steuerung durch Nerven. Dieser setzt jedoch auch eine "Vorstellung" davon voraus, wie und wohin sich die Hand bewegen soll (Sollwert) und eine Instanz, die die tatsächliche Handbewegung kontrolliert (Istwert). Solche "Ist-Messwerte" liefern z.B. Sensoren, also u.a. auf Spannung reagierende, spezialisierte Nervenzellen im Muskel [Propiozeptoren, Bear et al., 2009] oder auch die Photorezeptoren im Auge die ein Bild der Bewegung erzeugen. Das zentrale Nervensystem wiederum übernimmt auf unterschiedlichen Ebenen die integrierende Funktion, verrechnet also das "Ist" mit dem "Soll" und reagiert darauf. Tatsächlich ist das Wort „Kunst", bereits im Althochdeutschen bekannt, als eine Substantivierung des Verbs „können" zu verstehen und hatte zunächst auch die Bedeutung „Wissen, Weisheit, Kenntnis" [Drosdowski et al., 1963]. Und tatsächlich muss der Mensch, der in unserem Falle malen möchte, auch in der Lage sein, dies zu tun. Die immer bessere Ausführung einer Tätigkeit durch Übung bezeichnet man als "hohe Kunst", wird im Rahmen dieser Tätigkeit das ästhetische Empfinden angeregt spricht man von der "schönen Kunst".

Wenn wir uns also über die Möglichkeiten des künstlerischen Ausdrucks von Menschen mit Demenz Gedanken machen, so sind diese beiden Faktoren in jedem Fall zu berücksichtigen.

Neurobiologie der Demenzen

Die den Demenzerkrankungen zugrunde liegenden pathophysiologischen Phänomene - darunter versteht man die Vorgänge, die das jeweilige Krankheitsbild verursachen - sind in großen Zügen bekannt und entschlüsselt. Auch wenn in einzelnen Bereichen noch Unschärfen in der Interpretation der Erkenntnisse vorhanden sind, wird folgender Rahmen von der weit überwiegenden Mehrheit der Forscher anerkannt [Wallesch und Förstl, 2005].

Der Begriff der Demenz als solcher beschreibt ein Nachlassen geistiger Fähigkeiten des Menschen. Die vom Autor bevorzugte Übertragung des Begriffes „Demenz" greift auf die beiden lateinischen Wortbestandteile "de-" für "ent-" und "mens" für

"Geist" zurück, die sich sinnreich zu "entgeistert" zusammen ziehen lassen und damit einen affektiven Zustand beschreiben, in dem sich viele Demenzpatienten befinden. Entgeistert sind wir, wenn wir plötzlich mit einer Situation konfrontiert sind, die wir nicht einordnen können. Und dies dürfte - soweit wir dem aktuellen Kenntnisstand zufolge darüber wissen - auf Demenzkranke häufig zutreffen.

Häufig werden Demenzerkrankungen zunächst in primäre und sekundäre Demenzen eingeteilt: Da das Gehirn sehr komplex und gegenüber Veränderungen in Umwelt und Stoffwechsel sehr empfindlich ist, reagiert es auch auf „äußere" Reize leicht mit veränderter Leistungsfähigkeit - die wir ebenfalls zunächst als Verwirrtheit wahrnehmen. Diese Phänomene können von verschiedensten körperlichen Faktoren herrühren, also z.B. von einer zu geringen Menge an Körperflüssigkeit (Dehydratation), als Folge von Infektionserkrankungen, als Ausdruck von Vitaminmangelerscheinungen (Vitamin B12/ Folsäure) oder als Ergebnis von hormonellen Störungen (z.B. Schilddrüsenhormone), um nur einige zu nennen. Solche Verwirrtheitszustände, die als Reaktion auf äußere Reize entstehen, werden als sekundäre Demenzen bezeichnet. Ihre Besonderheit besteht darin, dass sich der physiologische Zustand des Gehirns in der Regel wieder verbessert, wenn das externe Problem beseitigt ist. Sekundäre Demenzen sind medizinisch gesprochen kausal, also in ihrer Ursache behandelbar.

Gedächtnis, Orientierung, Sprache und Verhalten - Klinische Veränderungen bei Demenzen

Alle primären Demenzen beruhen dagegen auf Stoffwechselstörungen des Gehirns, die einen mehr oder weniger schnellen Abbau von Gehirnmasse durch Absterben von Nervenzellen (neurodegenerative Prozesse) bedingen. Aufgrund dieser Prozesse, von denen man heute annimmt, dass sie über viele Jahre bzw. Jahrzehnte schleichend verlaufen, kommt es ebenfalls zu Verwirrtheitszuständen, die das klinische Bild der Demenzen charakterisieren.

Die bekannteste und auch häufigste neurodegenerative Erkrankung ist die Alzheimer-Demenz. Charakteristisch für die Erkrankung ist eine Funktionsstörung bei der Übertragung von Gedächtnisinhalten aus dem Arbeitsgedächtnis in das Langzeitgedächtnis. Ursache der Störung sind so genannte Plaques, d.h. mit Farbstoffen im mikroskopischen Präparat des Gehirns darstellbare Flecken. Sie wurden von Alois Alzheimer zu Beginn des 20. Jahrhunderts entdeckt und finden sich u.a. in bestimmten Abschnitten des so genannten limbischen Systems. In dieser Gehirnregion findet sich unter anderem eine Struktur, die die Anatomen an ein Seepferdchen erinnert hat, weshalb sie ihr den griechischen Namen "Hippokampus" gaben. Genau hier findet nach modernen Erkenntnissen der Übergang vom Kurzzeit- in das Langzeitgedächtnis statt. Daneben sind in dieser Gehirnregion auch wichtige Funktionen für die Orientierung untergebracht. Konsequenterweise klagen Patienten mit einer Alzheimer-Demenz vor allem über Probleme mit dem Gedächtnis im Hinblick auf kurz zurückliegende Ereignisse sowie mit der Orientierung vor allem in Raum und Zeit.

Neben der Alzheimer-Demenz ist eine Gruppe von Erkrankungen weit verbreitet, die auf Veränderungen des Gefäßsystems im Gehirn beruht. Durch diese Veränderung kommt es letztlich zu einer leicht unterschwelligen Mangelversorgung der Nervenzellen, so dass sie zwar nicht sofort absterben, wie z.B. bei einem klassischen Schlaganfall (Apoplex), aber auch langfristig nicht überleben können. So erfolgt ebenfalls ein schleichender Tod von Millionen von Nervenzellen über Jahre und Jahrzehnte hinweg, bis klinische Symptome auftreten. Zwischen Alzheimer und den vaskulären Demenzen besteht ein Kontinuum, da häufig nicht nur die klinischen Symptome ähnlich, sondern auch in den Gefäßen Amyloid-Ablagerungen zu finden sind.

Treten die Veränderungen zunächst im Bereich des Stirn- (frontal) oder Scheitellappens (temporal) auf, so kommt es zum Bild der fronto-temporalen Demenz (genau: frontotemporale Lobäratrophie oder Pick-Krankheit). Aufgrund der Funktionen, die diese beiden Gehirnregionen übernehmen, können die Affektsteuerung und die soziale Interaktion, die Sprachbildung oder das Sprachverständnis stark gestört sein, während die Beeinträchtigungen des Gedächtnisses zunächst nahezu unauffällig sind.

Von Friedrich Lewy, einem Doktoranden Alois Alzheimers an der Universität München, wurde ebenfalls vor nahezu 100 Jahren, eine andere Gruppe von Einschlusskörperchen in Nervenzellen beschrieben. Sie erhielten den Namen Lewy-Körperchen weshalb das assoziierte Krankheitsbild konsequenterweise „Demenz vom Lewy-Körperchen-Typ" genannt wird. Biochemisch unterscheiden sich die Lewy-Körperchen durch ihre Zusammensetzung von den Einschlusskörperchen, die man bei der Alzheimer-Demenz findet, den so genannten Neurofibrillen. Die Demenz vom Lewy-Körperchen-Typ weist biochemisch starke Ähnlichkeiten mit den Veränderungen bei der Parkinson-Krankheit auf. Auch hier gibt es ein Kontinuum zwischen den eher an Parkinson erinnernden Demenzen mit geistiger Verlangsamung, Antriebslosigkeit, der typischen Schüttellähmung einerseits und der Lewy-Körperchen-Demenz andererseits, bei der etwa eine erhöhte Sturzneigung, Synkopen, stark variierende kognitive Fähigkeiten (sog. "fluktuierender Verlauf"), visuelle Halluzinationen, aber charakteristischerweise auch Veränderungen beim Schlafverhalten, auftreten.

Behandlungsansätze

"Grundpfeiler der Versorgung dementer Patienten - unabhängig von der Grunderkrankung - ist die Pflege." schreibt Förstl [von Spreti et. al, 2005]. Diese Feststellung verdeutlicht die Tatsache, dass für die primären Demenzen zurzeit keine kausale Therapie verfügbar ist, durch die sich die Grunderkrankung mittels Medikamentengabe heilen ließe. Dies soll nicht die wichtige und - zumindest bei einem Teil der Patienten - sehr hilfreiche symptomatische Therapie durch Antidementiva wie Acetylcholinesterase-Hemmer oder Memantine schmälern. Diese Maßnahmen können einen Teil der kognitiven und indirekt der affektiven Symptome der Demenzen abfedern.

Der wichtigste Ansatz der Versorgung sind jedoch die verhaltens- und umweltbasierten nichtmedikamentösen Therapien, die von Förstl mit in den Begriff Pflege eingeschlossenen werden. Nichtmedikamentöse Therapien umfassen alle Interventionen, die den Versuch machen, die Ressourcen der Demenzkranken optimal auszuschöpfen, ohne eben pharmakologische Wirkstoffe zu nutzen.

Romero listet in einem Buchbeitrag die Ziele der nichtmedikamentösen Therapien auf: "Erhaltung optimaler kognitiver, alltagspraktischer und sozialer Kompetenz, psychisches Wohlbefinden bei Vermeidung oder Reduktion neuropsychiatrischer Symptome" sowie "physisches Wohlbefinden" [Romero, 2005]. Hier findet sich auch ein Abschnitt zur Kunsttherapie.

Insgesamt jedoch ist Literatur zum Thema "Kunsttherapie bei Demenz" eher rar. Die vorläufig umfassendste Darstellung des Themas findet man bei Ganß [Ganß, 2009].

Die Therapieansätze greifen an den unterschiedlichsten Punkten an, viele Aspekte der einzelnen Ansätze sind nicht klar von einander abgrenzbar.

Zum Bereich der indirekten Interventionen zählt Romero z.B. die Milieugestaltung [Romero, 2005]. Mit Fortschreiten der Demenzerkrankung fällt es den Betroffenen immer schwerer, ihre Umwelt richtig zu interpretieren. So genannte illusionäre Verkennungen sind - im Gegensatz zu Halluzinationen - bei vielen Betroffenen anzutreffen. Anzeichen dafür sind, dass das eigene Spiegelbild als fremde Person identifiziert,

Personen in einer Fernsehsendung für real im Raum anwesend gehalten, oder auch nur die andersfarbige Fliesenreihe im Boden für einen Graben oder ein Gewässer gehalten werden.

Die genannten Beispiele können einen Betroffenen stark verunsichern, die Kompetenzen zur Interpretation von (neuen) Situationen sind krankheitsbedingt schnell aufgebraucht. Zur Bewertung von erfolgter Wahrnehmung spielen verschiedene Anteile des Langzeitgedächtnisses eine wesentliche Rolle. Die grundlegenden Phänomene der Einordnung von gerade Erlebtem sind v.a. auf Inhalte des deklarativen Gedächtnisses gestützt, das aber auch mit anderen Gedächtnisteilen zusammenarbeitet. Am Beispiel des Wortes "Zwiebel" lässt sich dies gut nachvollziehen: Neuropsychologisch betrachtet handelt es sich bei "Zwiebel" nicht einfach um ein Wort oder einen Begriff, sondern um ein Konzept das verschiedene Gedächtnisinhalte und Sinnesmodalitäten zusammenführt: semantische Inhalte (lexikalisches Wissen) mit akustischen, optischen, olfaktorischen (Geruch / Geschmack) und haptischen (Tastsinn) Reizen - sicher entsteht durch die Lektüre nun auch vor Ihren Augen das Bild einer Zwiebel.

Vor allem das Abrufen und Kombinieren solcher Informationen ist bei Demenzkranken gestört. Verbunden mit den zuvor beschriebenen Gedächtnisstörungen - hier sind die komplexen und damit störungsanfälligen Anteile des episodischen Gedächtnisses gemeint - kommt es häufig zu großer Unsicherheit auch bei alltagspraktischen Kompetenzen. Die Menschen stehen wie entgeistert vor einer Situation: "Was benötige ich noch mal zum Kaffee kochen? In welcher Reihenfolge sind die einzelnen Schritte durchzuführen?".

Ziel der Milieugestaltung ist es z.B. eine vom Betroffenen als sicher empfundene Umwelt zu schaffen. Dies kann durch verschiedenste Ansätze erreicht werden. Einer besteht darin, das bekannte Umfeld des Kranken möglichst unverändert zu belassen. Kleidung, Möbel oder technische Geräte sollten nicht ohne Grund ausgetauscht oder verändert werden.

An dieser Stelle geht die Milieutherapie in die Biographiearbeit über. Ohne Kenntnis der konkreten biographischen Rahmenhandlung können Demenzkranke kaum adäquat betreut werden. Während dies im häuslichen Umfeld häufig noch recht leicht gelingt, weil entsprechende Abhaltpunkte vorhanden sind, wird dies umso schwieriger, wenn Betroffene in ein stationäres Umfeld wechseln.

Böhm beschreibt ein Pflegemodell, das sehr stark auf milieutherapeutische und biographische Momente setzt [Böhm, 1999].

Einen psychologischen Ansatz, der mit biographischen Elementen verknüpft ist, besitzt die Selbst-Erhaltungs-Therapie nach Romero [Romero, 1997]. Das Selbst als psychologische Manifestation unser Individualität zu erhalten, ist nach Romero das wesentliche Ziel der Therapie. Besondere Schwerpunkte liegen auf der Ressourcenorientierung und der Einbeziehung der Angehörigen.

Ebenfalls in einem psychologischen Spannungsfeld von Ressourcen und Biographie bewegt sich die integrative Validation nach Richard [Richard, 2004]. Richard setzt neben der speziellen Kommunikation mit den Betroffenen durch Aufnehmen und Spiegeln der Emotionen vor allem auf das individuelle Lebensthema der Betroffenen. Auch dieser Ansatz ist stark ressourcenorientiert.

Die Aufzählung der wichtigsten Modelle kann nicht ohne Verweis auf die person-zentrierte Pflege nach Kitwood [Kitwood, 2000] abgeschlossen werden. Kitwood war Vorreiter in der ganzheitlichen Betrachtung der Demenzerkrankungen und stemmte sich in den 70er Jahren des vergangenen Jahrhunderts vehement gegen einen pharmakologisch-therapeutischen Nihilismus. Dafür definierte Kitwood einige grundlegende emotionale Eckpunkte, die auch heute noch Gültigkeit haben. Beispiele sind: Beziehungen ausleben zu können (primäre Bindung), in eine Gruppe integriert zu sein (Einbeziehung), einer für alle sinnvollen Beschäftigung nachgehen zu können (Beschäftigung), Trost zu erfahren (Trost), Identität in Form der Übereinstimmung mit dem (früheren) Selbst und schließlich als zentralen Punkt die Liebe [Welling, 2004].

Zusammenfassend zeigt sich, dass die nichtmedikamentösen Interventionstheorien vor allem auf zwei wesentlichen Punkten fußen: Empathisches, ganzheitliches Betrachten der Person des Betroffenen und Beachtung der biographischen Rahmenhandlung.

"Kunst" kommt von "können" - die Praxis

Mit diesem Exkurs sind wir nun also zurück bei der Fragestellung "Demenz und Kunst". Wenn denn Kunst tatsächlich von "können" kommt, wie kann Kunsttherapie oder künstlerische Beschäftigung in Einklang gebracht werden mit den grundlegenden Ansätzen der Selbst-Erhaltung, der person-zentrierten Pflege oder der integrativen Validation? Der scheinbare Widerspruch liegt letztlich in einer spontanen defizitorientierten Betrachtung der Demenzerkrankung. Entgegen allem, was zuvor genannt wurde, wird immer noch viel zu umfassend auf die Frage abgehoben "Welche zentralen kognitiven und motorischen Defizite bringt die Erkrankung beim Patienten mit sich?" Von dieser Anschauung möchten sich alle Autoren des vorliegenden Werkes bewusst distanzieren.

Das Geheimnis einer erfolgreichen künstlerischen Beschäftigung liegt darin, den Fokus ganz klar auf die Ressourcen zu richten. Letztlich kann auch die Biographie als eine der vielen Ressourcen begriffen werden, welche die Basis für schöpferische Gestaltung bietet.

Ein sehr konkreter Kunstgriff, der von Ewa Meier in ihrem Artikel auch klar herausgestellt wird, ist die Abwendung von Gegenständlichem. Dies ist - in Abhängigkeit vom jeweiligen biographischen Hintergrund für die Betreuungskräfte eine größere Herausforderung als für die Künstler. Durch die Hinwendung zum abstrakten Bild entfällt eine ganze Reihe von Stressoren. Fragen wie "Was soll ich malen?", "Kann ich das überhaupt?" oder "Warum ist ein Apfel nicht blau?" stellen sich von vornherein nicht. Es gibt kein definiertes Ziel, sondern um diese Sentenz erneut zu strapazieren "der Weg ist das Ziel". Damit kann dieser Weg an jedem beliebigen Punkt begonnen und ebenso an jedem beliebigen Punkt beendet werden. So oder so - das Ziel ist per Definition erreicht. Damit ist der gesamte Ansatz ein Paradebeispiel für Ressourcenorientierung. Neu ist der Gedanke übrigens nur in der Betreuung Demenzkranker. Die künstlerische Entfaltung bei geistig und körperlich schwerstbehinderten Menschen geht diesen Weg schon länger.

Unabhängig also von möglicherweise im Alltag beeinträchtigenden kognitiven oder motorischen Einschränkungen ist hier im besten Sinne von Kitwood eine identitätsstiftende Beschäftigung gefunden, bei der die künstlerische Gestaltung genau das repräsentiert, was den Ressourcen des Teilnehmers entspricht.

Mag sein, dass dies manchmal keine „hohe Kunst" im Sinne einer grundlegend möglichen technischen Perfektion ist - „Kunst" im Sinne des lateinischen Begriffes „ars", der mehrere Aspekte der Kunst in sich vereinigt, ist es in jedem Fall. Denn „ars" bedeutet ebenso „Geschicklichkeit, Fertigkeit" sowie „Kunstwerk" und „Kunstwert" [Stowasser, 1979]. Dieser Wert spiegelt sich in dem Eifer wider, den die Teilnehmer in der Gestaltung ihrer Werke zeigen und in ihrer Freude und Begeisterung über das eigene Können und die Fertigkeit etwas Schönes zu (er-) schaffen.

Literatur

Bear, Mark F., Connors, Barry W. und Paradiso, Michael A. (Hrsg.) (2009): Neurowissenschaften. 3. Auflage Spektrum Akademischer Verlag, Heidelberg, S. 486 ff.

Böhm, Erwin (1999): Psychobiographisches Pflegemodell nach Böhm. Band I: Grundlagen. Verlag Wilhelm Maudrich, Wien.

Drosdowski, Günther, Grebe, Paul et al. (1963): Duden Ethymologie - Herkunftswörterbuch der Deutschen Sprache, Band 7, Bibliographisches Institut Mannheim / Wien / Zürich, Dudenverlag.

Ganß, Michael (2009): Demenz-Kunst und Kunsttherapie - Künstlerisches Gestalten zwischen Genius und Defizit. Mabuse-Verlag, Frankfurt am Main.

Kitwood, Tom (2000): Demenz. Der personenzentrierte Ansatz im Umgang mit verwirrten Menschen. Deutschsprachige Ausgabe hrsg. von Christian Müller-Hergl. Verlag Hans Huber, Bern.

Richard, Nicole (2004): Kommunikation und Körpersprache mit Menschen mit Demenz - die Integrative Validation (IVA) In: Unterricht Pflege 5 Interaktion in der Pflege von Menschen mit Demenz.

Romero, Barbara (1997): Die Selbst-Erhaltungs-Therapie (SET): Ein neuropsychologischer Behandlungsansatz bei Alzheimer-Krankheit. In: Tagungsschrift: 1. Internationales Forum Demenz, Berlingen, 1997. Tertianum ZfP-Schriftenreihe 2/97, S. 34-38

Romero, Barbara (2005): Nichtmedikamentöse Therapien. In: Wallesch, Claus-W. und Förstl, Hans (Hrsg.): Demenzen. Georg Thieme Verlag, Stuttgart.

Stowasser, Josef M. (1979): Lateinisch-deutsches Wörterbuch, Freytag, München.

Teschauer, Winfried (2009): Gott und Gehirn - Was will die Neurotheologie? In: Zeitschrift für Gerontologie und Ethik 2 Religiöse Bedürfnisse von Menschen mit Demenz, S. 110-123.

von Spreti, Flora, Martius, Philipp und Förstl, Hans (Hrsg.) (2005) Kunsttherapie bei Psychischen Störungen. Urban & Fischer, München, Jena.

Wallesch, Claus-W. und Förstl, Hans (Hrsg.) (2005): Demenzen. Georg Thieme Verlag, Stuttgart.

Welling, Karin (2004): Der person-zentrierte Ansatz von Tom Kitwood - ein bedeutender Bezugsrahmen für die Pflege von Menschen mit Demenz. In: Unterricht Pflege 5 Interaktion in der Pflege von Menschen mit Demenz, S. 2 - 14.

Reise ins unbekannte Land

Rede zur Eröffnung der Ausstellung der Kunstwerke von Menschen mit Demenz am 7. Mai 2009 in der Sparkasse Ingolstadt

Ewa Meier

Die Alzheimer Gesellschaft Ingolstadt e.V. bietet Entlastungsangebote für Betroffene und Angehörige an. Eines der Angebote ist die Atempause, die jeden Mittwoch stattfindet. In der Atempause wurde die Bildgestaltung für Betroffene als ressourcenorientierte Beschäftigung angeboten. Das Ziel war das Selbstwertgefühl der Betroffenen zu stärken, einen sozialen Rückzug zu verhindern und etwas Neues auszuprobieren.

An dem Projekt haben insgesamt 14 Betroffene im Alter zwischen 63 und 87 Jahren teilgenommen.

Das Malen mit demenzkranken Menschen ist oft eine „Reise ins unbekannte Land", ins Innere eines Menschen. Jeder von uns hat eine „Insel", dort sind unsere immateriellen Ressourcen versteckt, unsere Talente, Stärken, Fähigkeiten, Kenntnisse und auch unsere Emotionen. Einige kennen wir schon und einige werden noch im Laufe der Zeit entdeckt.

Bei demenzkranken Menschen gehen im Laufe der Zeit, aufgrund der Erkrankung viele Ressourcen verloren, viele sind aber auch für das Umfeld verborgen. Gesunde Menschen können ihre Talente selbstständig herausfinden, der Demenzkranke benötigt dafür Unterstützung.

Für uns alle ist es wichtig, bei den Betroffenen noch vorhandene Fähigkeiten zu entdecken, hervorzuheben und zu festigen. Dies können wir mit ressourcenorientierten Beschäftigungen erreichen. Im Alltag sind diese Beschäftigungen sehr wichtig, denn sie geben den Betroffenen das Gefühl: "Ich kann noch etwas, ich werde gebraucht, was ich mache, gefällt den anderen".

Das Malen haben wir bei unseren Künstlern als eines dieser verborgenen Talente, entdeckt. Die Werke, abstrakte Bilder sind durch Zufall entstanden, ohne Erwartung, wir haben mit den Farben und verschiedenen Maltechniken experimentiert. Jedes Bild ist anders, einzigartig und auf diese Werke sind unsere Künstler besonders stolz, denn sie bekommen in der Gruppe und von Außen, von Angehörigen, ehrenamtlichen Helfern und Helferinnen ein positives Feedback.

Unsere Bildgestaltung hat keinen "kindlichen" Charakter und alle Werke haben eine Verwendung, was für unsere Künstler von großer Bedeutung ist. Sie haben etwas ausprobiert, das sie früher wenig gemacht haben. Für manche Künstler war das Malen am Anfang weniger positiv, denn es hat an die frühere Schulzeit erinnert, als man realistische Bilder gemalt hat und womöglich weniger gute Ergebnisse gehabt hat.

Bildgestaltung kann vieles bewirken, sie stellt zwischen dem Demenzpatienten und seiner Umwelt eine nonverbale Kommunikation dar, das Medium ist dabei das Bild. Das Malen kann bei den Teilnehmern die Konzentration, die Fein- und Grobmotorik fördern, es entspannt und beruhigt.

Bei vielen Betroffenen erfolgt ein sozialer Rückzug, das Malen in der Gruppe kann helfen, aus der sozialen Isolation herauszukommen, es fördert die Gruppendynamik und Kommunikation zwischen den Teilnehmern z.B. sie bekommen das Gefühl vermittelt "ich gehöre auch dazu". Durch das Malen hat man die Möglichkeit, auf eine andere Art und Weise seine Gefühle und Empfindungen, wie z.B. Glück, Trauer, Wut zu äußern.

Das Projekt, das wir im Jahr 2008 angefangen haben, war nur mit Hilfe von der individuellen Betreuung durch die ehrenamtlichen Helferinnen und Helfern möglich.

Wir können sehr stolz auf unsere Helfer und Helferinnen sein, denn unser Helferkreis und das gesamte Netzwerk ist bundesweit einzigartig und an diese Stelle möchte ich mich persönlich und in Namen aller Künstler für das großartige Engagement bedanken.

Ich möchte mich bei allen Künstlern und Angehörigen für die wunderbare Zusammenarbeit und das entgegengebrachte Vertrauen bedanken. Ihre großartige aktive Teilnahme, ihre herzliche offene Art war für mich eine wunderbare Erfahrung, ein Geschenk das für mich sehr kostbar ist.

Ein großes Dankeschön möchte ich an Frau Mathilde Greil, Herrn Dr. Teschauer, Frau Manthey, Frau Kraus- Merker, an den gesamten Vorstand richten, denn Sie haben mir ermöglicht das Projekt durchzuführen, Sie haben mich unterstützt und intensiv begleitet. Das Projekt war auch für mich eine wichtige Erfahrung und für meinen beruflichen Werdegang eine große Bereicherung.

Ein großes Dankeschön richte ich an meine lieben Kolleginnen, an Frau Haugg, Frau Batzoni, Frau Derr, Frau Schneider, Frau Delic: Sie haben mich in der

Vorbereitungsphase sehr stark unterstützt.

Janusz Korczak hat mal etwas Wunderbares geschrieben:

> *Ich bin ein Schmetterling, trunken vor Leben.*
> *Ich weiß nicht, wohin ich fliege,*
> *aber ich werde dem Leben nicht erlauben,*
> *meine farbenprächtigen Flügel zu stutzen.*

Jeder unserer Künstler ist so ein wunderbarer, prachtvoller Schmetterling, wir werden das Beste geben um die farbenprächtige Flügel, solange wie möglich aufrecht zu erhalten.

Gemeinsam sind wir stark!

Reise ins unbekannte Land - Künstler und Werke

Winfried Teschauer und Ewa Meier

Der wesentliche Gedanke zur Entstehung des vorliegenden Buches war es, den Werken, die im Rahmen des Projektes "Reise ins unbekannte Land" entstanden waren, Öffentlichkeit zu verschaffen. Dies schließt sich an die sehr positiven Erfahrungen an, die wir im Rahmen der gleichnamigen Bilderausstellung im Frühling 2009 im Foyer der Sparkasse Ingolstadt sammeln konnten.

Bei der Auswahl von Bildern zur Gestaltung des Plakates für die Veranstaltung fiel uns sofort die strukturelle Ähnlichkeit eines Bildes von Frau Kräußl zu den Umrissen von anatomischen Formen des Gehirns auf. Ein Übereinanderlegen beider Abbildungen bestätigte die Vermutung, ein beziehungsreiches Titelbild war gefunden:

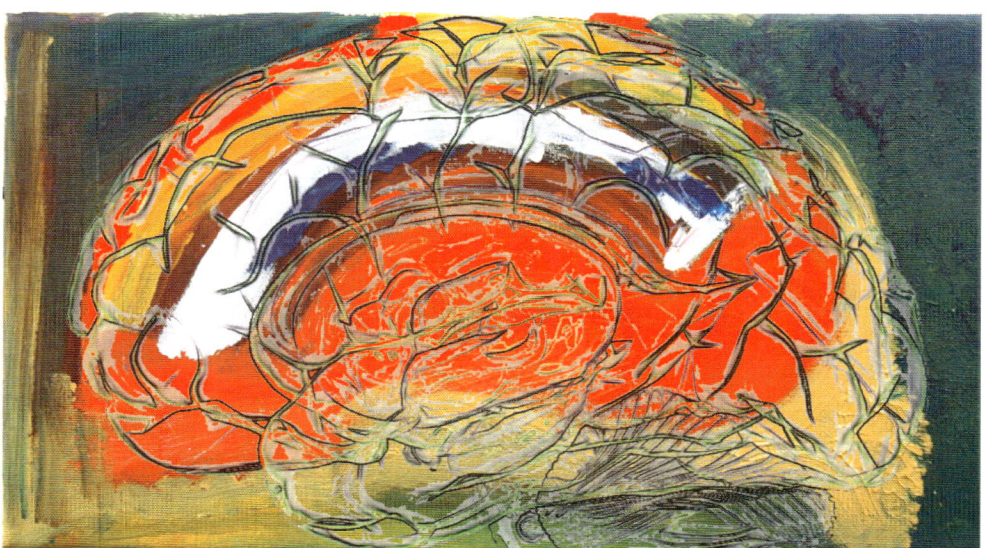

Unser Dank gilt an dieser Stelle nicht nur den ehrenamtlichen Helferinnen und Helfern, die das Projekt durch Ihren Einsatz bei der Alzheimer Gesellschaft Ingolstadt e.V. erst möglich gemacht haben.

Mindestens genau so wichtig - und für die Enttabuisierung des Themas "Demenz" von unschätzbarer Bedeutung - ist jedoch die Bereitschaft der Betroffenen und ihrer

Angehörigen, nicht nur an dem Projekt mitzuwirken, sondern die Bilder später auch unter ihrem Namen ausstellen und veröffentlichen zu lassen. Diese Zustimmung kann gar nicht hoch genug eingeschätzt werden. Wir hoffen, dass dies auch anderen Betroffenen und ihren Familien den Mut gibt, sich (öffentlich) zu der Krankheit zu bekennen.

Im ersten Teil der folgenden Dokumentation finden Sie eine Zusammenstellung von Kunstwerken einzelner Künstler auf den Seiten 23 bis 54. Hier sind alle ausgestellten Bilder enthalten. In einigen Fällen wurden noch weitere Kunstwerke mit in das Buch aufgenommen, auch um die Breite des Schaffens zu dokumentieren.

Im zweiten Teil (Seiten 55 bis 91) wurde der Versuch unternommen, die Entstehung der Bilder atmosphärisch zu beschreiben und dabei die verwendeten Materialien und Techniken vorzustellen. Ein konkreter und in der Literatur kaum beschriebener Ansatz ist dabei die Abkehr vom Gegenständlichen bzw. die Hinwendung zum Abstrakten - eine Ausdrucksmöglichkeit, die einigen Betroffenen leichter zugänglich zu sein scheint als manchem von uns.

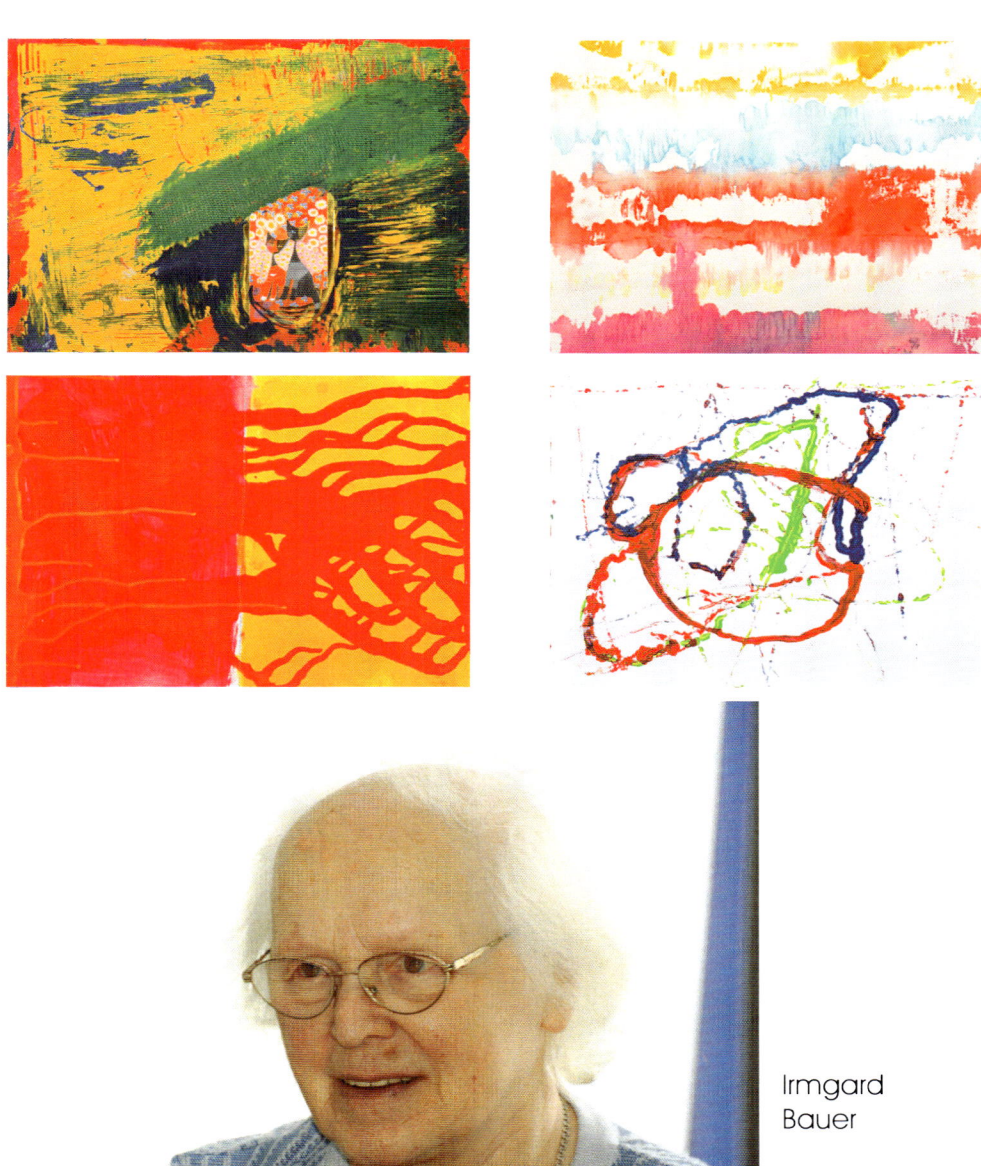

Irmgard
Bauer

Wir können den Empfindungen, welche die Erfahrung unseres Körpers ausmachen,
wohlwollende und respektvolle Aufmerksamkeit widmen.

Jack Kornfield

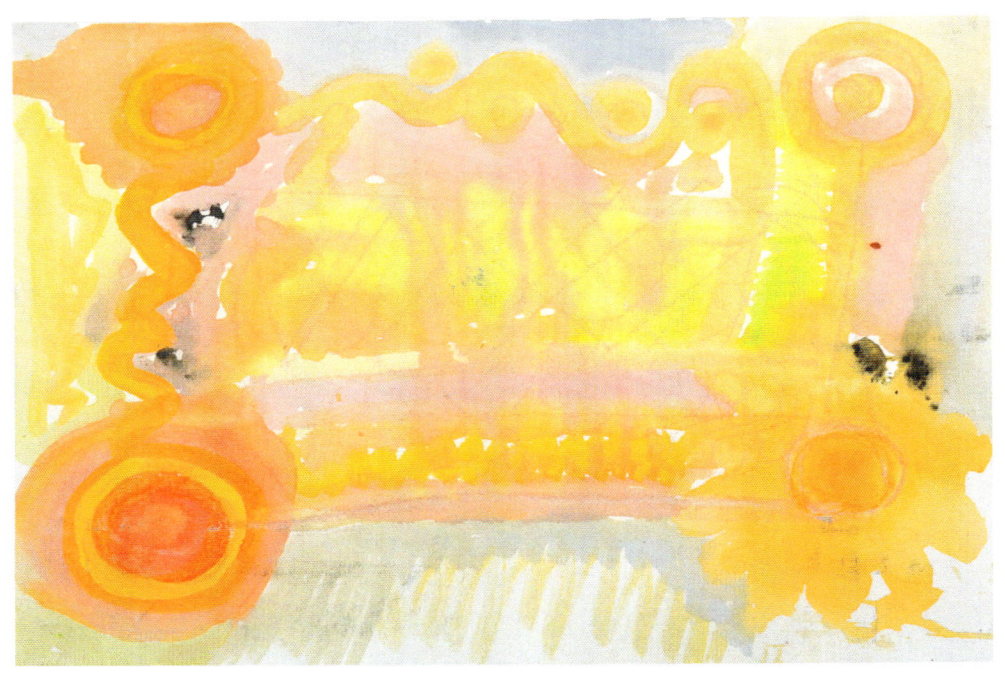

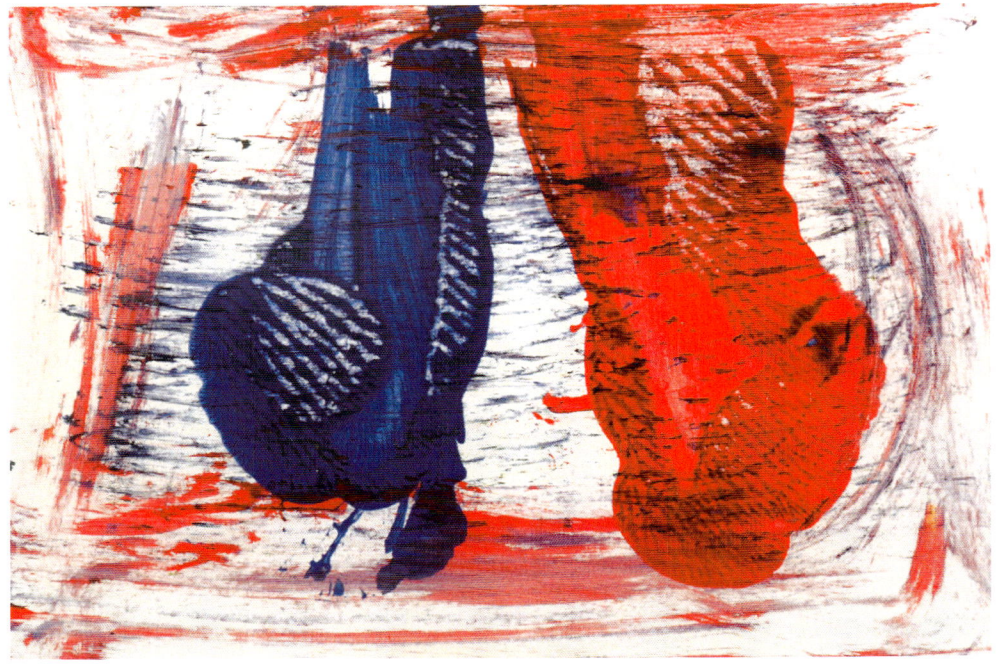

24

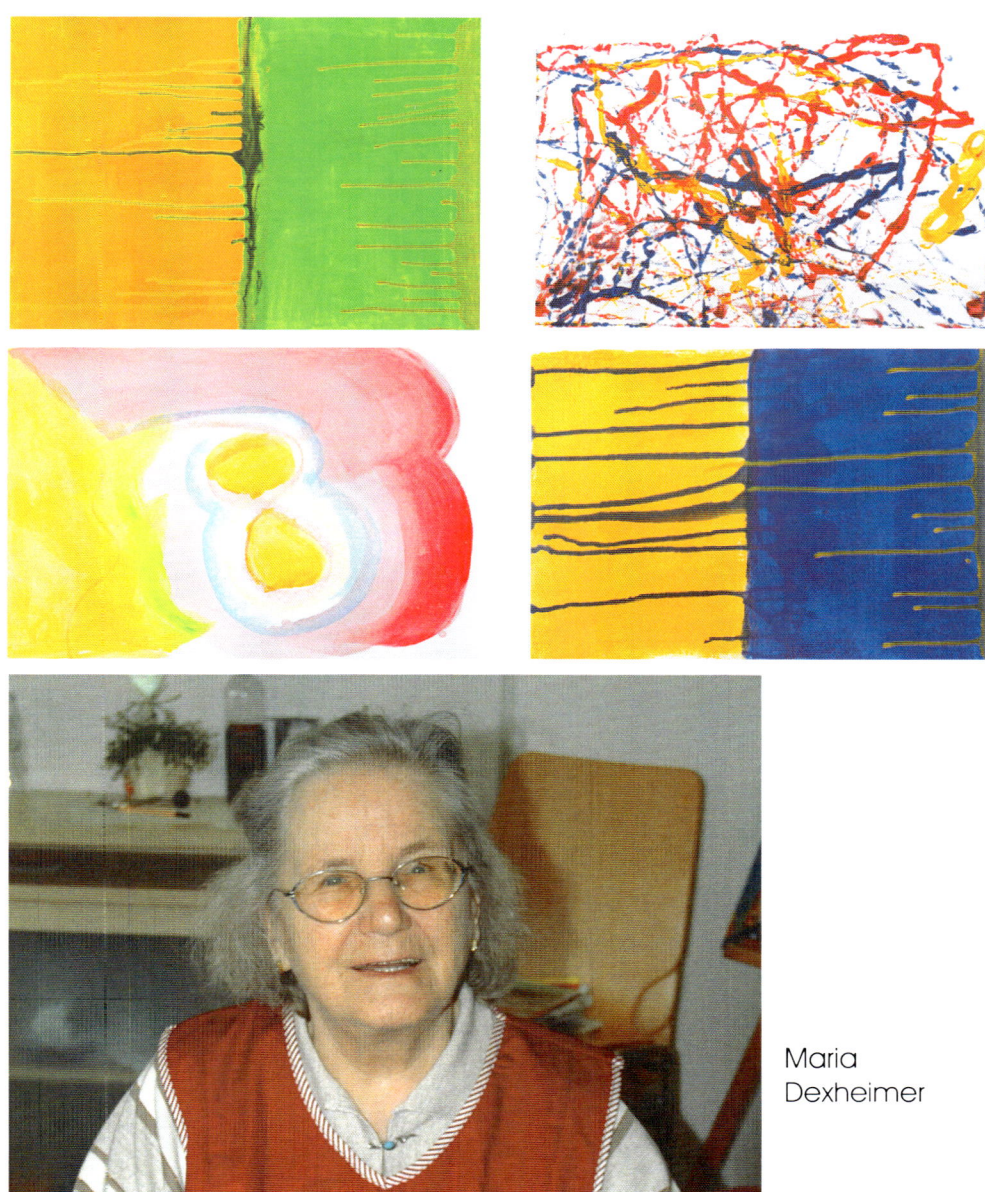

Maria
Dexheimer

Unsere fünf Sinne entsprechen Öffnungen, durch welche wir all die Wahrnehmungen
empfangen, welche sich dann in Begriffe, in Ideen verwandeln.

Arnaud Desjardins

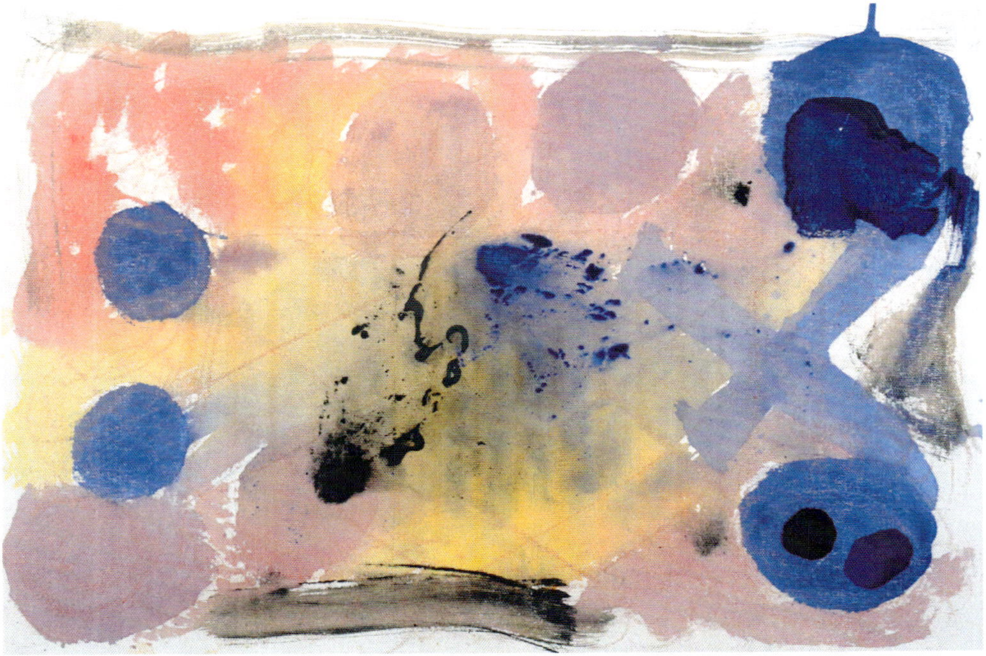

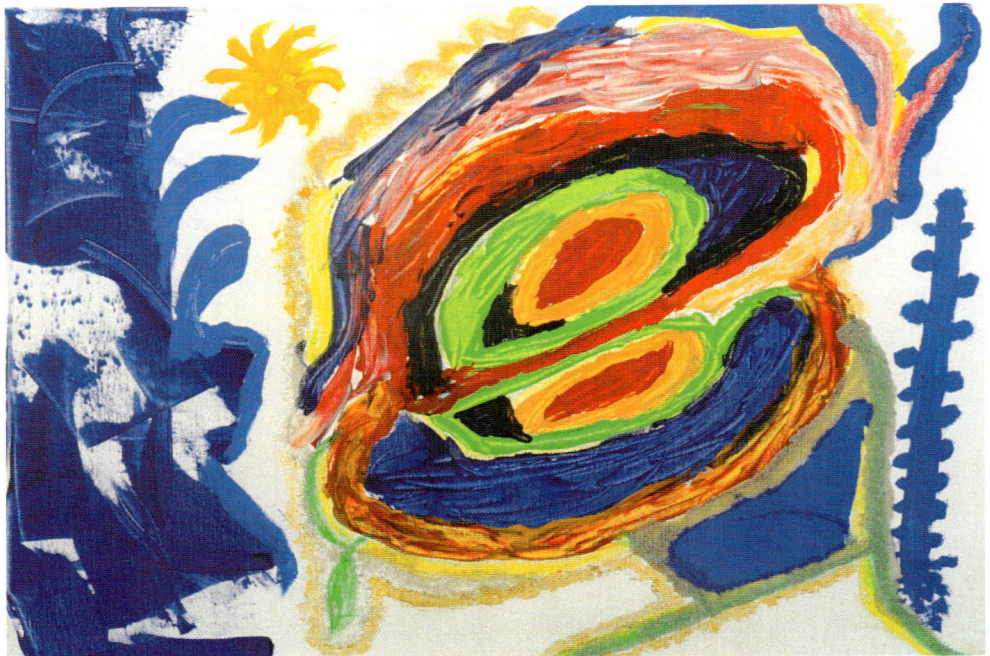

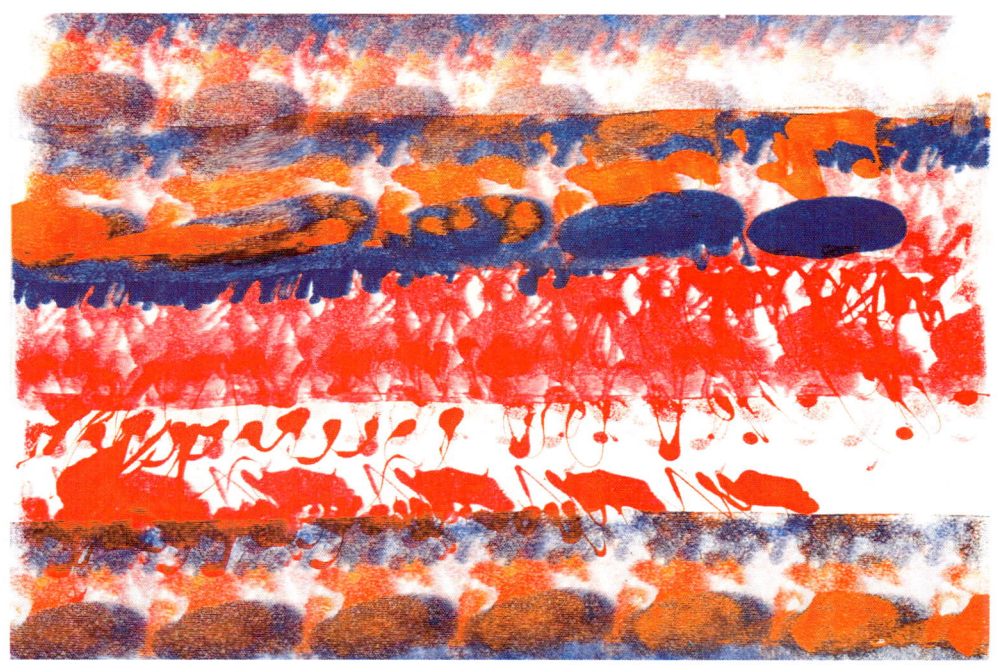

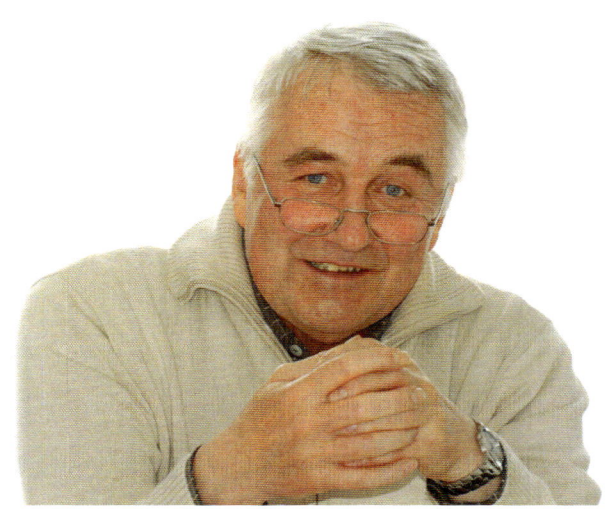

Helmut
Haas

Die Schöpfungen des Geistes sind zahlreicher
als die in den Sonnenstrahlen tanzenden Staubkörner.

Milarepa

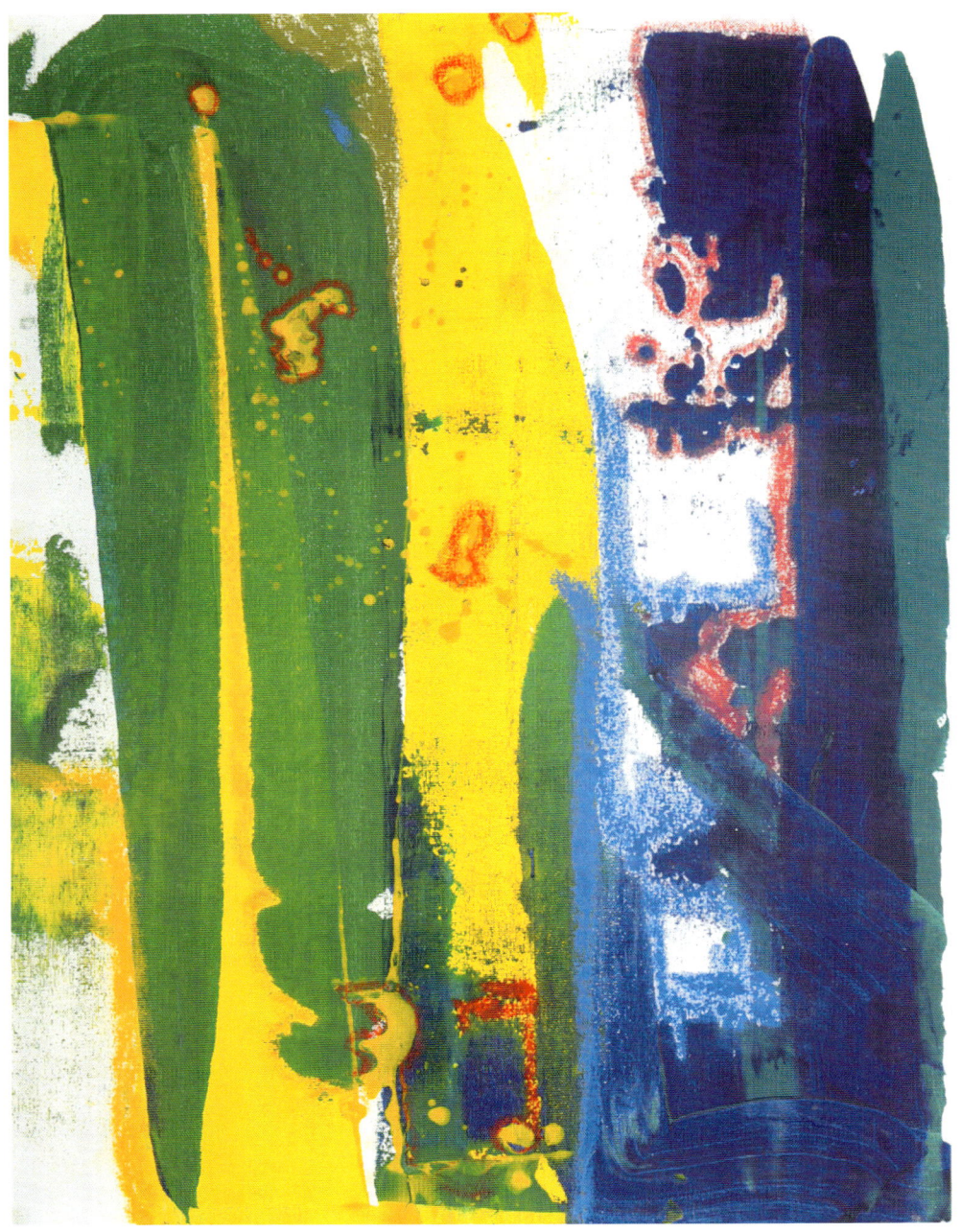

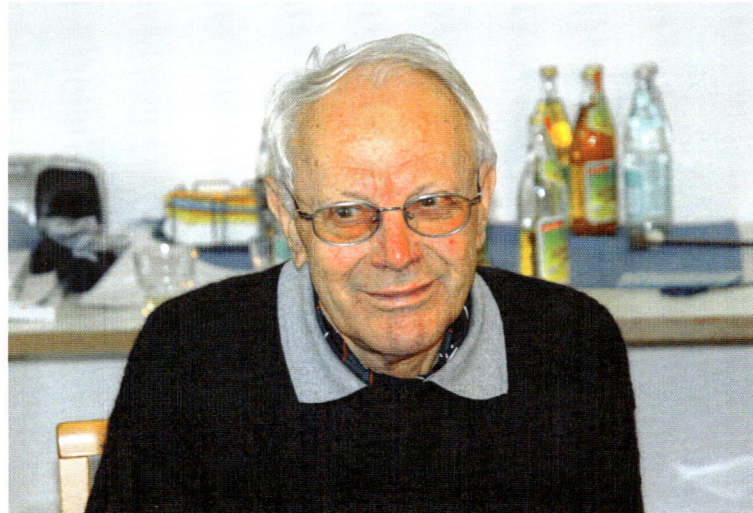

Alois
Haid

Der Geist in seinem gewöhnlichen Zustand lässt sich mit einem Himmel vergleichen,
der von Wolkenschichten verdunkelt wird, welche seine wahre Natur verbergen.

Kalu Rinpoche

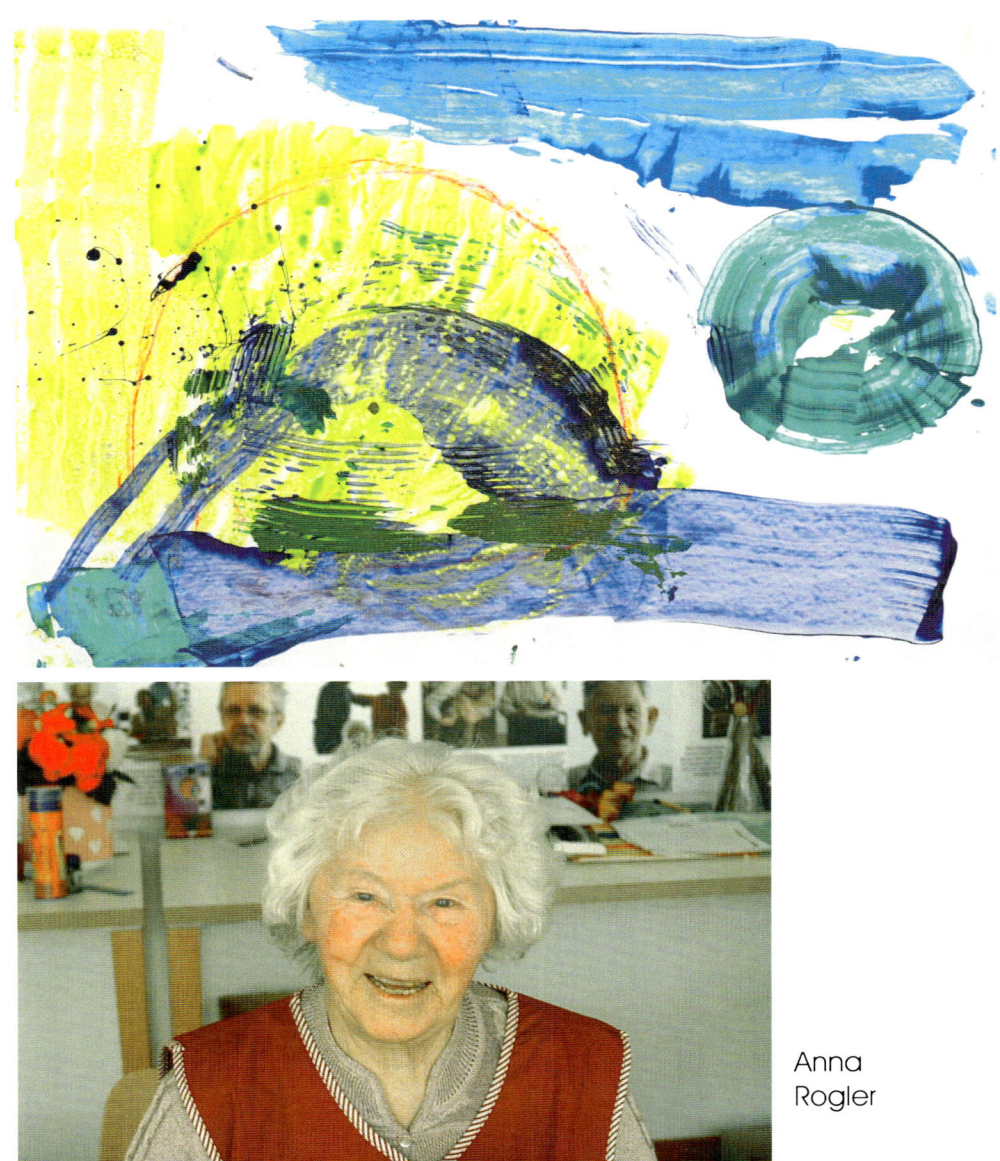

Anna
Rogler

Eine Brücke wird aufgezeigt, welche die alltägliche Welt der Sinneswahrnehmungen
mit der Zeit in das Reich des zeitlosen Bewusstseins hinüberführt.

Lama Anagarika Govindn

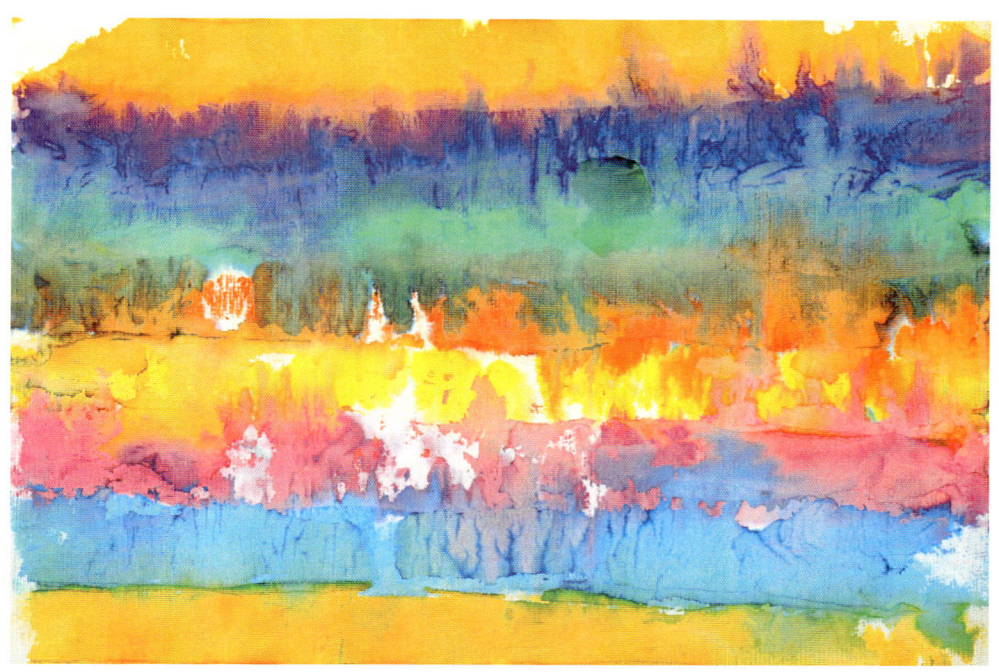

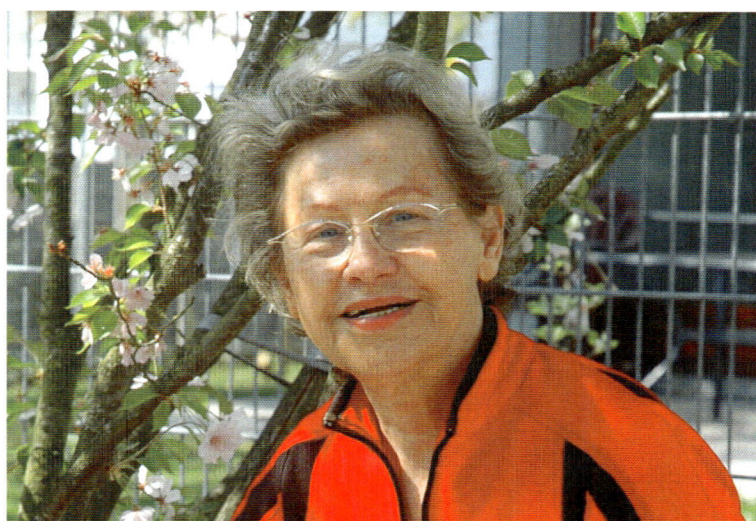

Hildegard
König

Du kannst die Wellen nicht anhalten, aber du kannst lernen zu surfen.

Joseph Goldstein

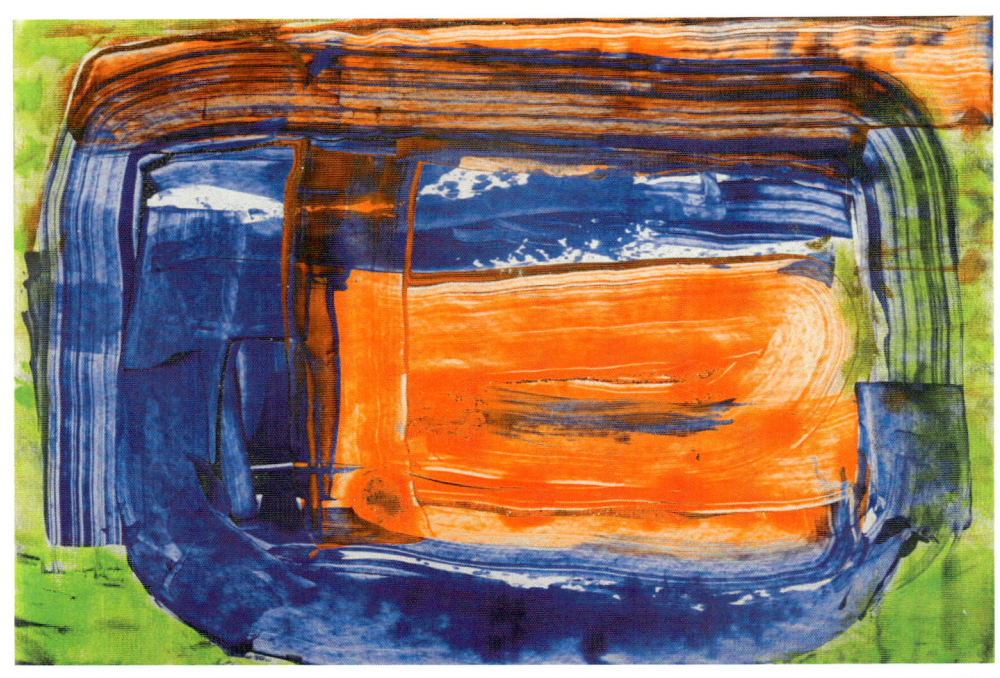

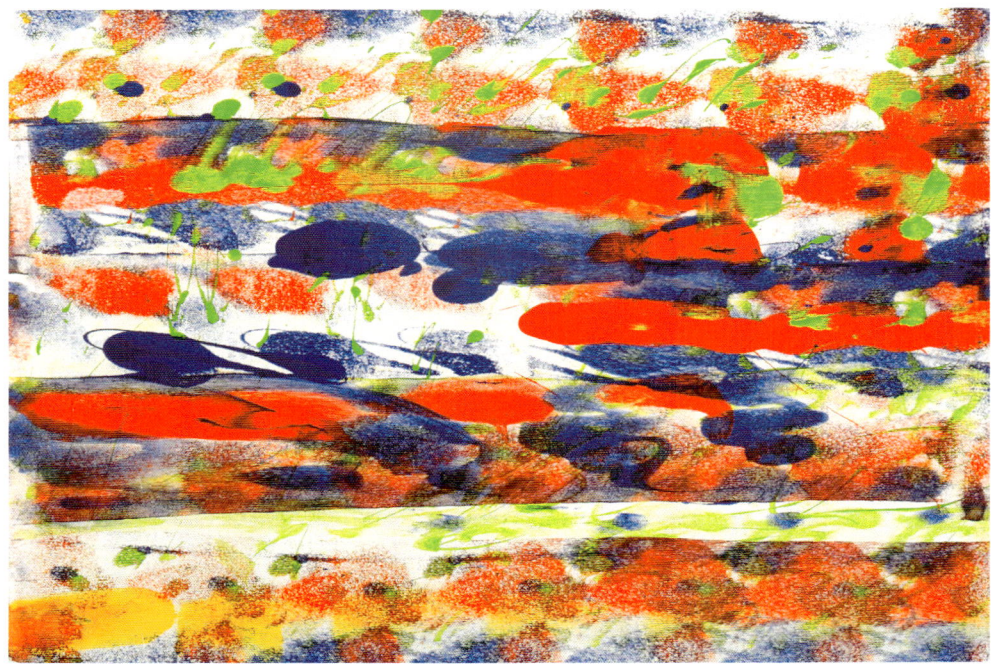

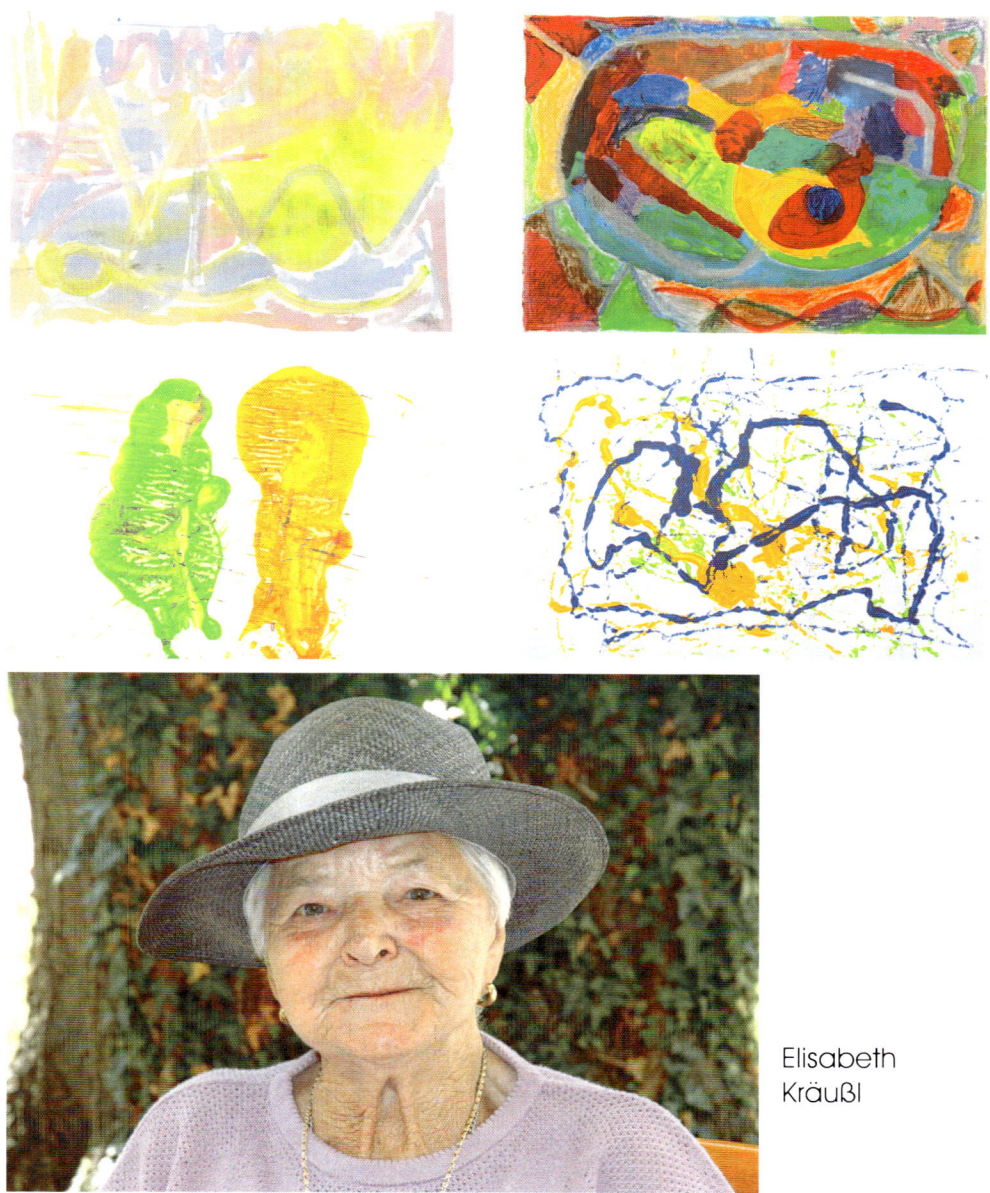

Elisabeth
Kräußl

Mein Lager ist schmal, ich strecke mich wohlig aus, meine Gewänder sind dünn,
aber mein Kopf ist warm. Ich habe wenig zu essen, aber ich bin satt.

Milarepa

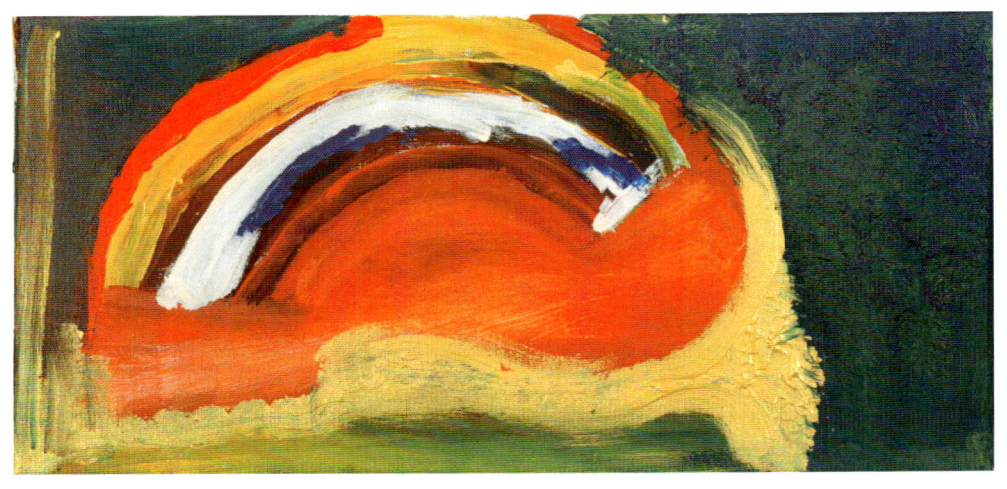

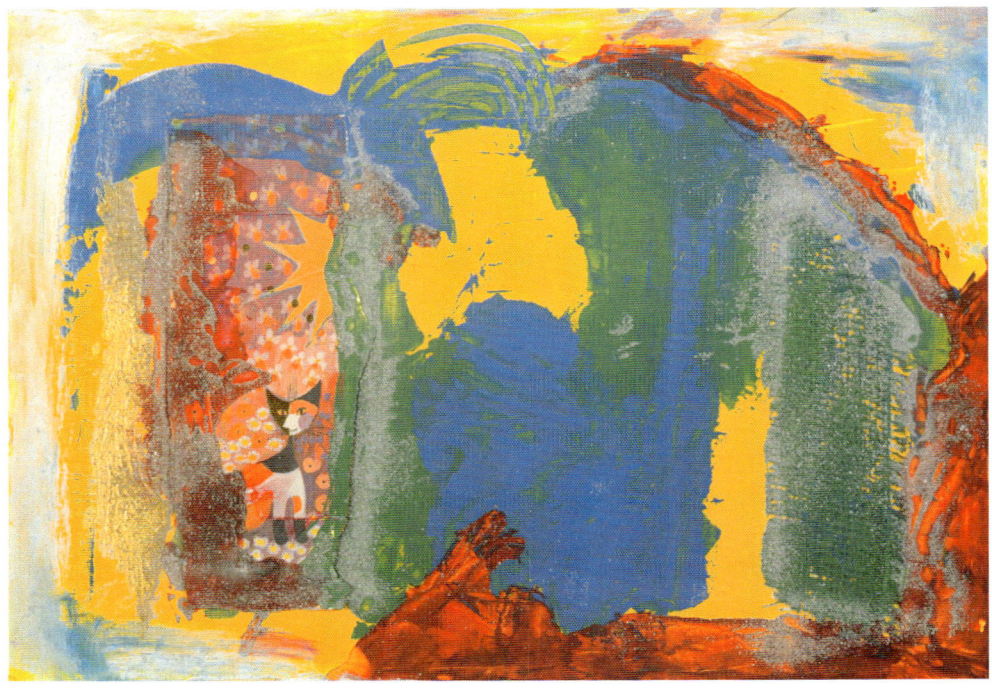

34

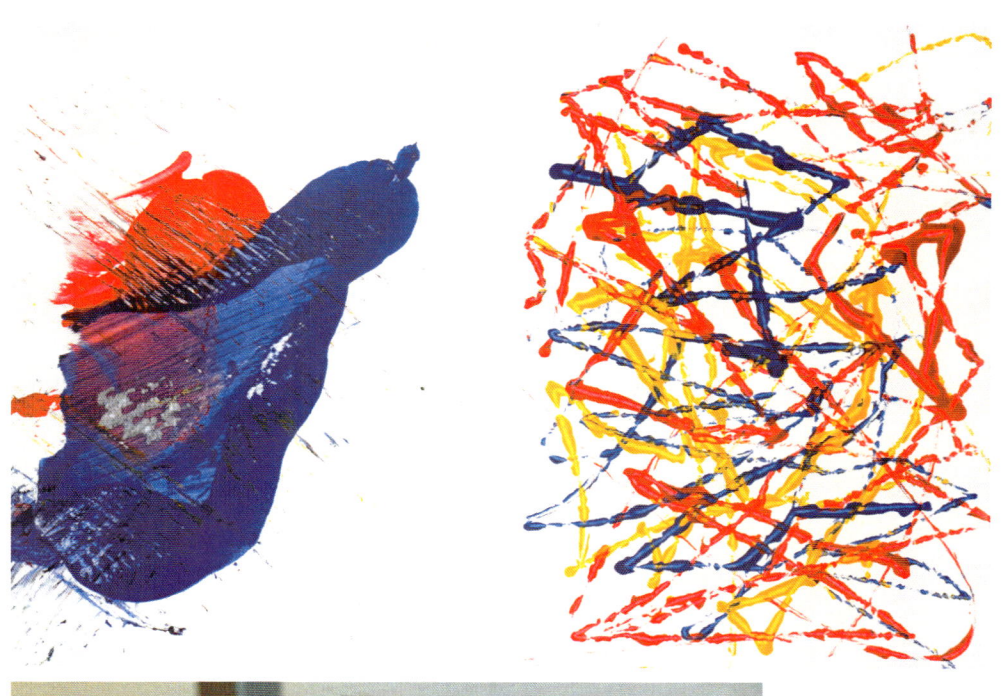

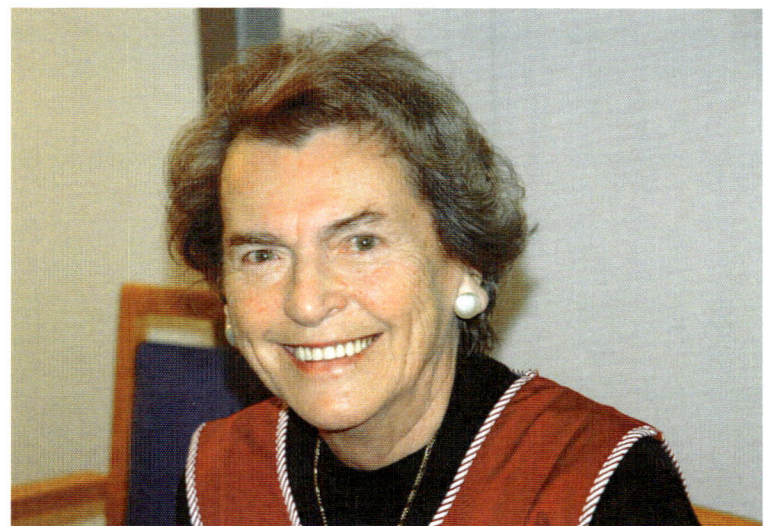

Elisabeth
Matthes

Auch an Tagen, an denen der Himmel grau ist,
ist die Sonne nie ganz verschwunden.

Arnaud Desjardins

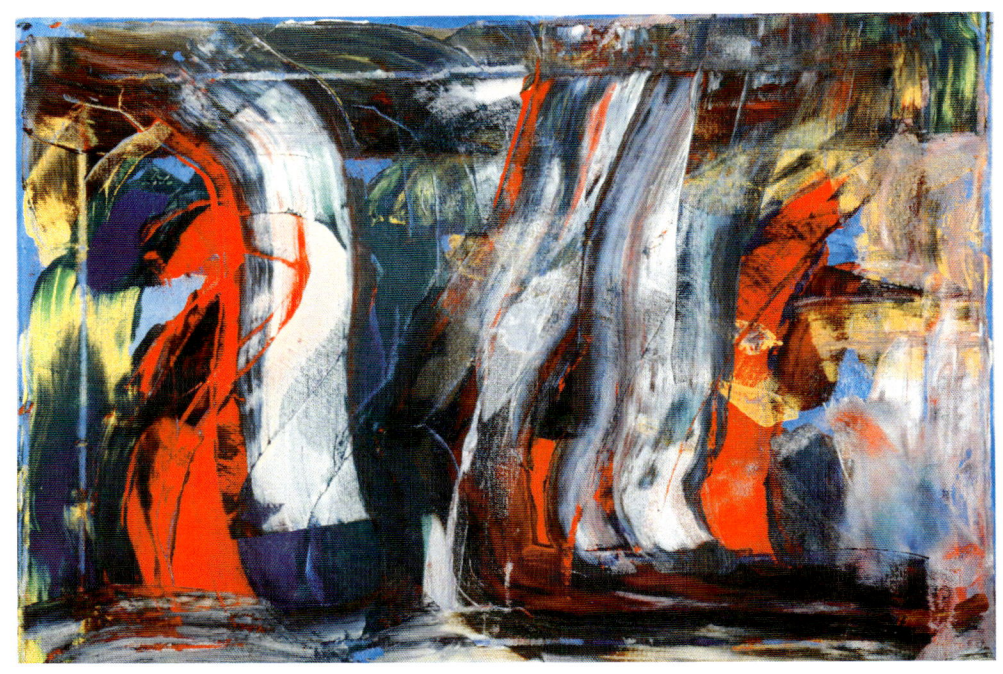

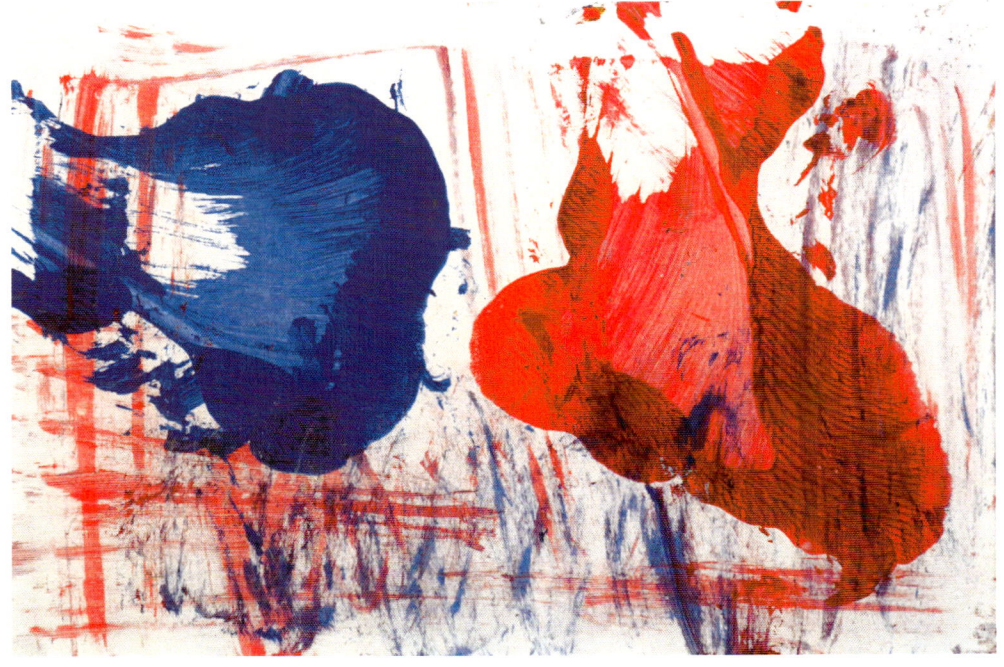

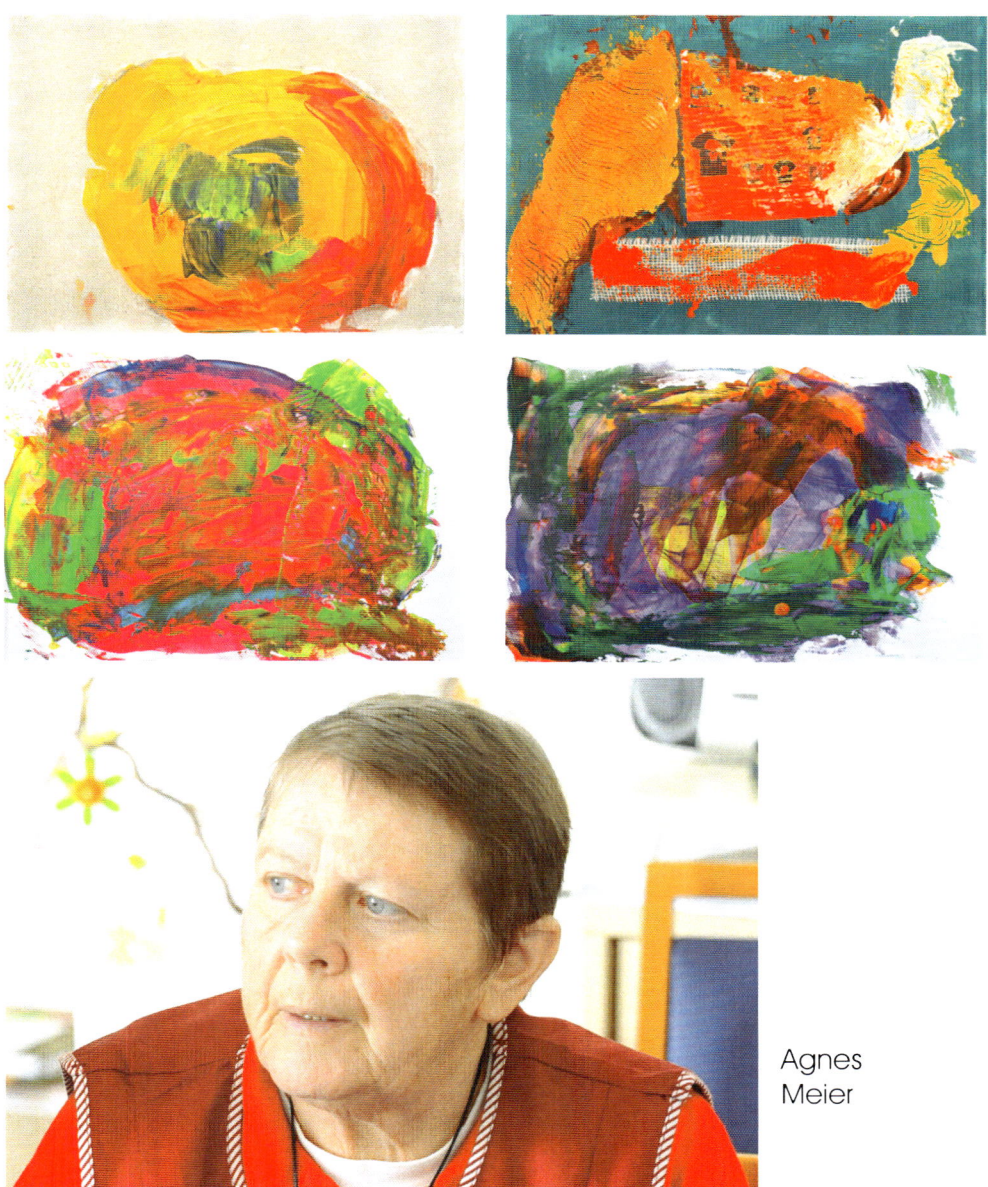

Agnes
Meier

Um den unendlichen Wert aller Dinge wahrnehmen zu können, müssen wir dem Leben
unsere volle und ganze Aufmerksamkeit zuwenden.

Jack Kornfield

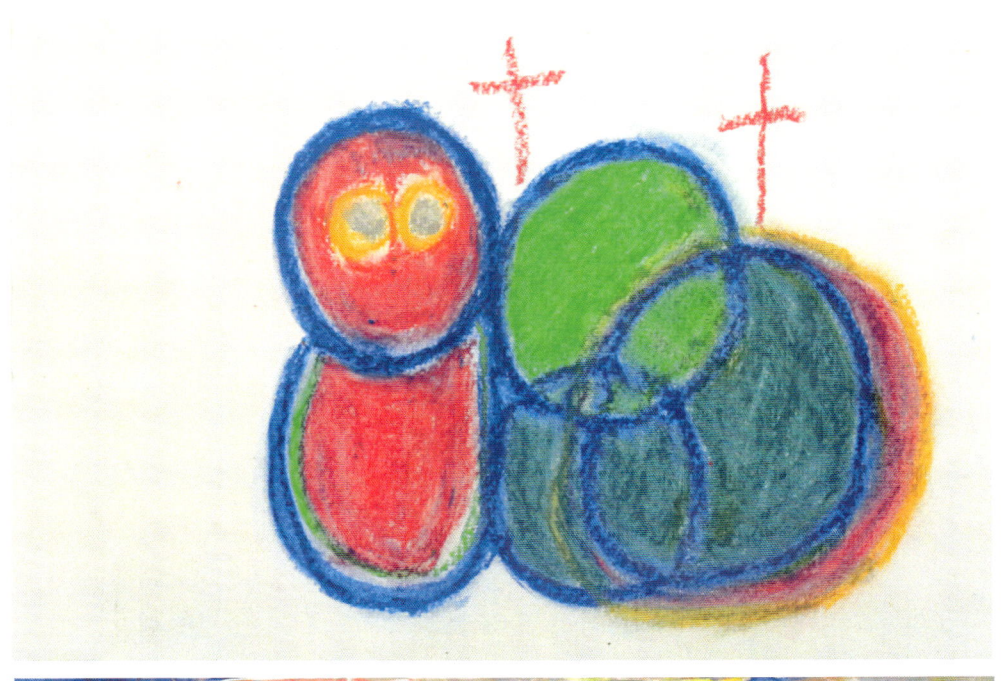

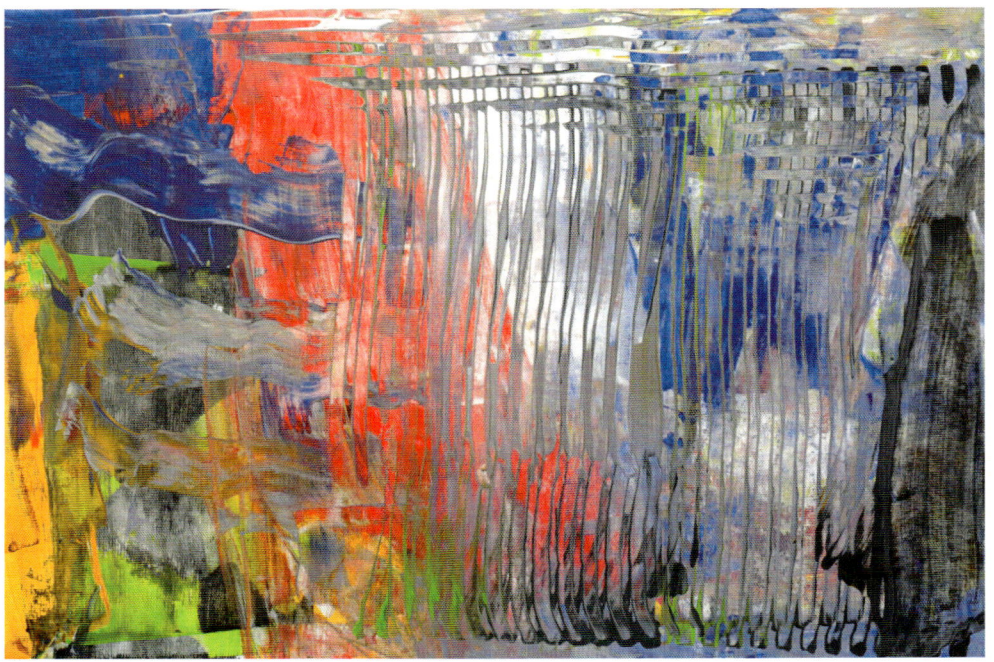

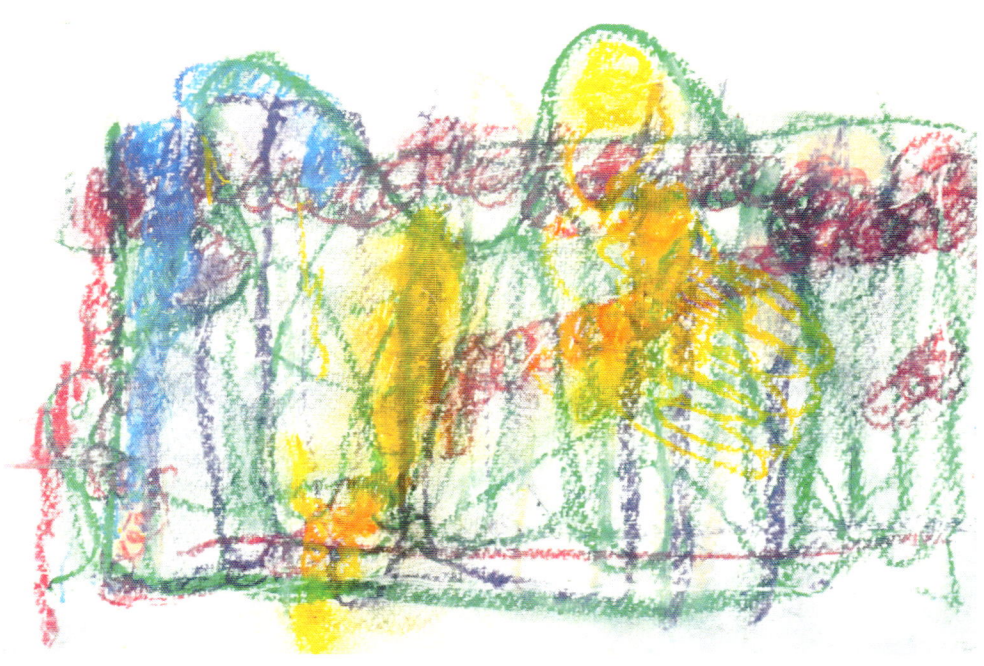

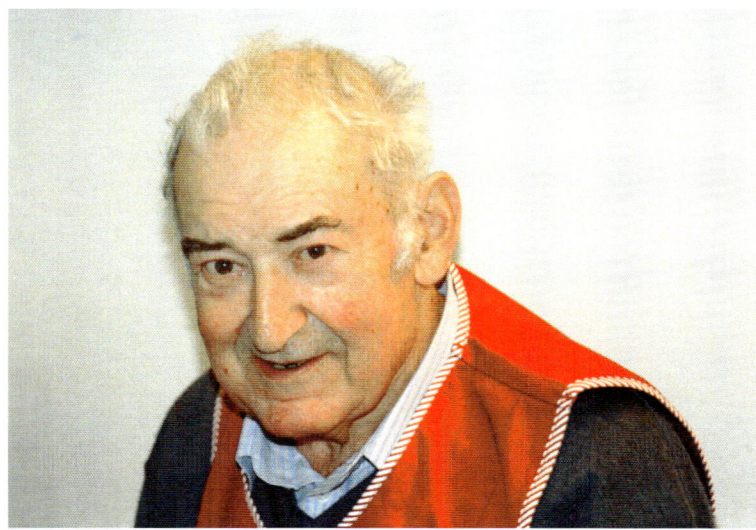

Johann
Nerb ✝

Jedes Individuum bringt seinen einzigartigen Beitrag in die Welt ein.

Jack Kornfield

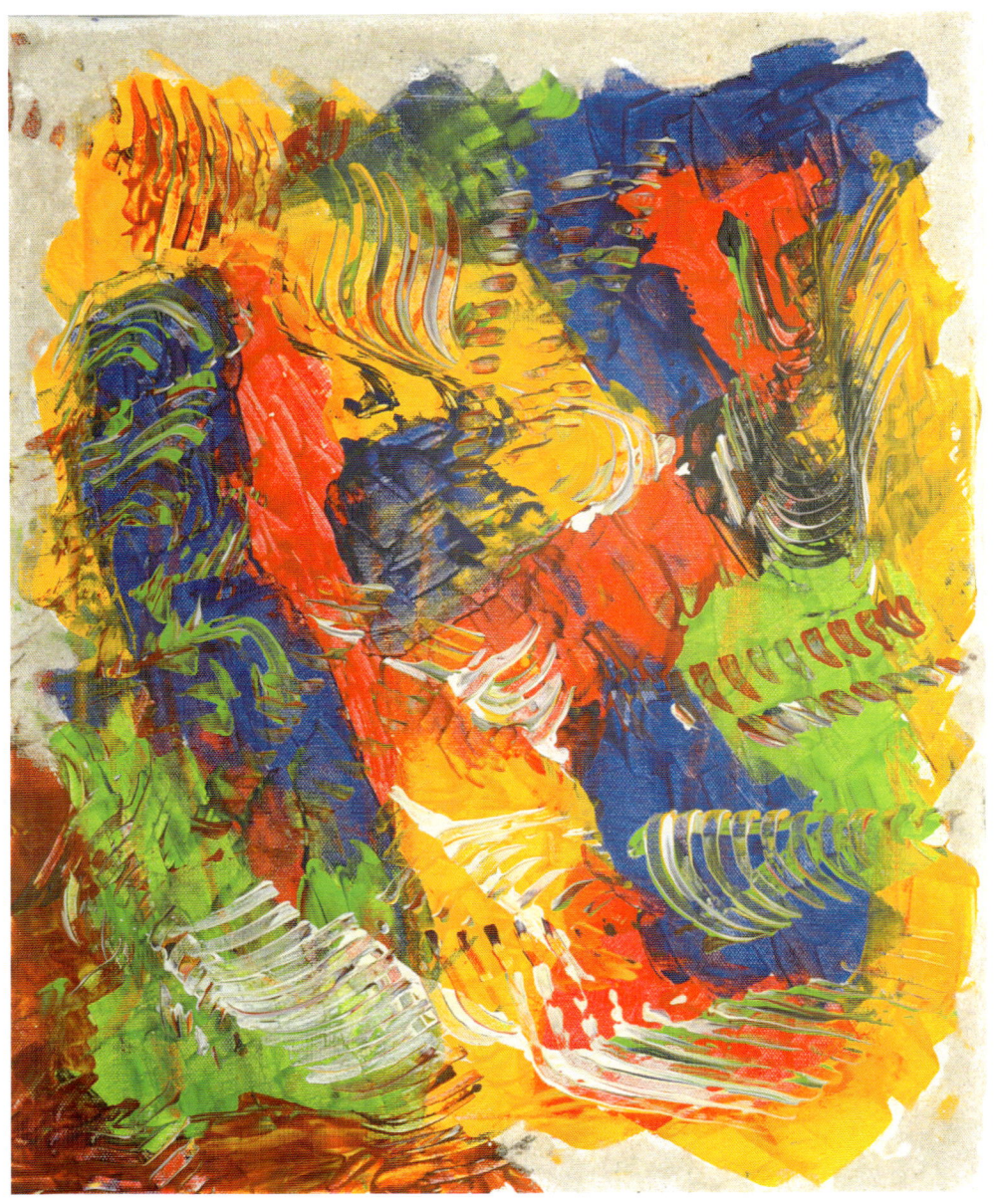

40

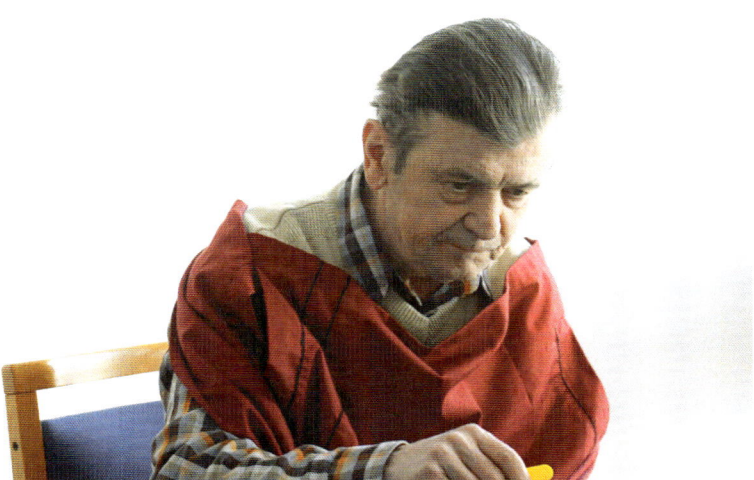

Anton
Ott

Über die Unermesslichkeit der Potenziale nachzudenken, die in der tiefsten Tiefe unseres Seins liegen, zu begreifen, dass die Natur des Geistes im Grunde Reinheit und Güte ist, und über seine Lichtheit zu meditieren, ermöglicht es uns, Selbstvertrauen und Mut zu entwickeln.

Dalai Lama

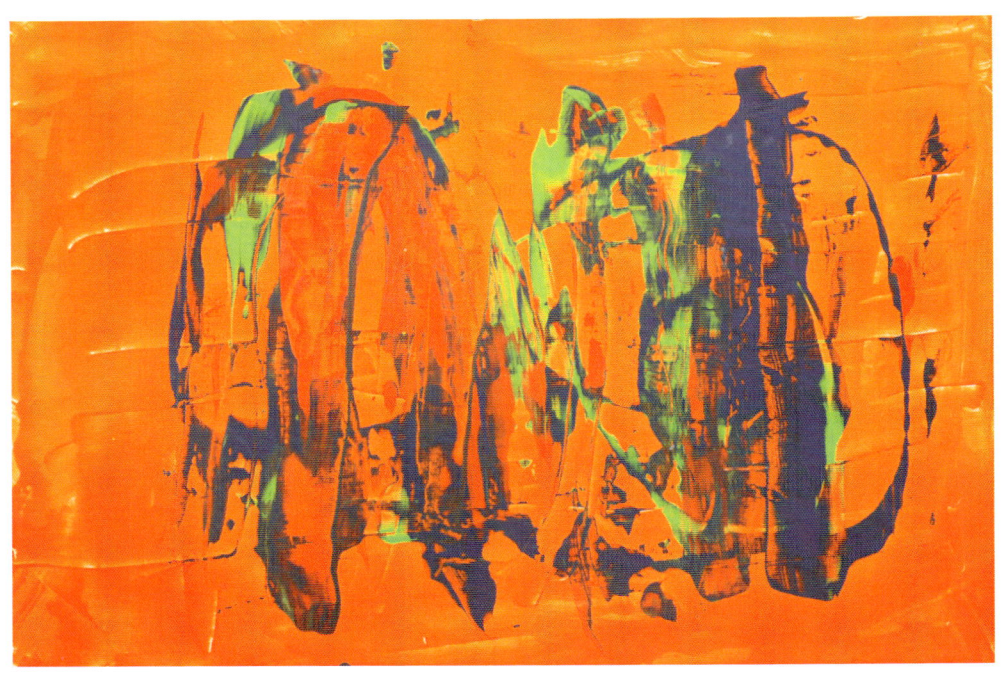

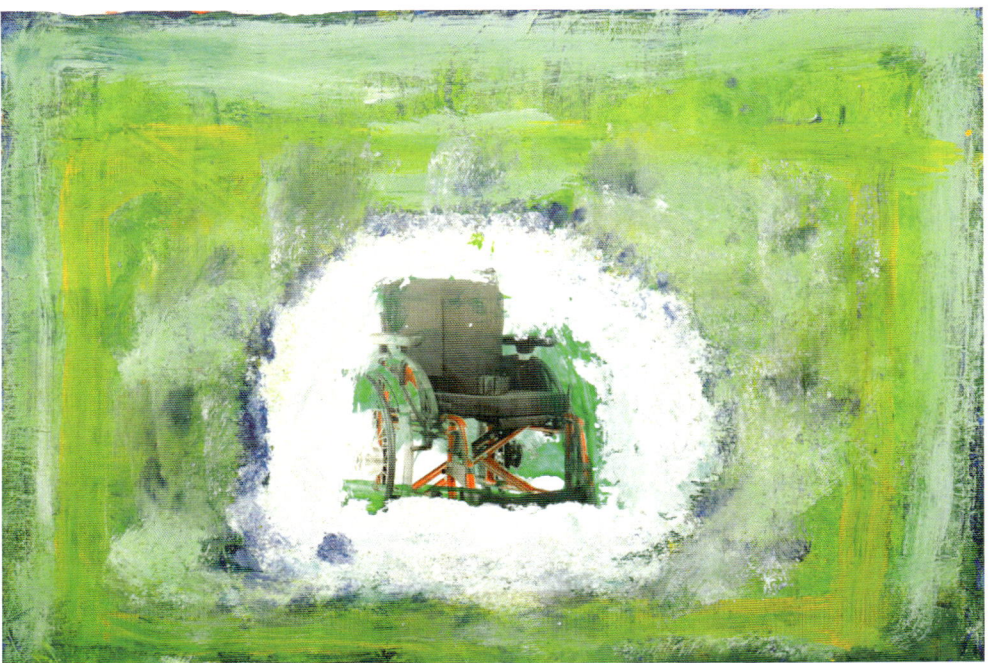

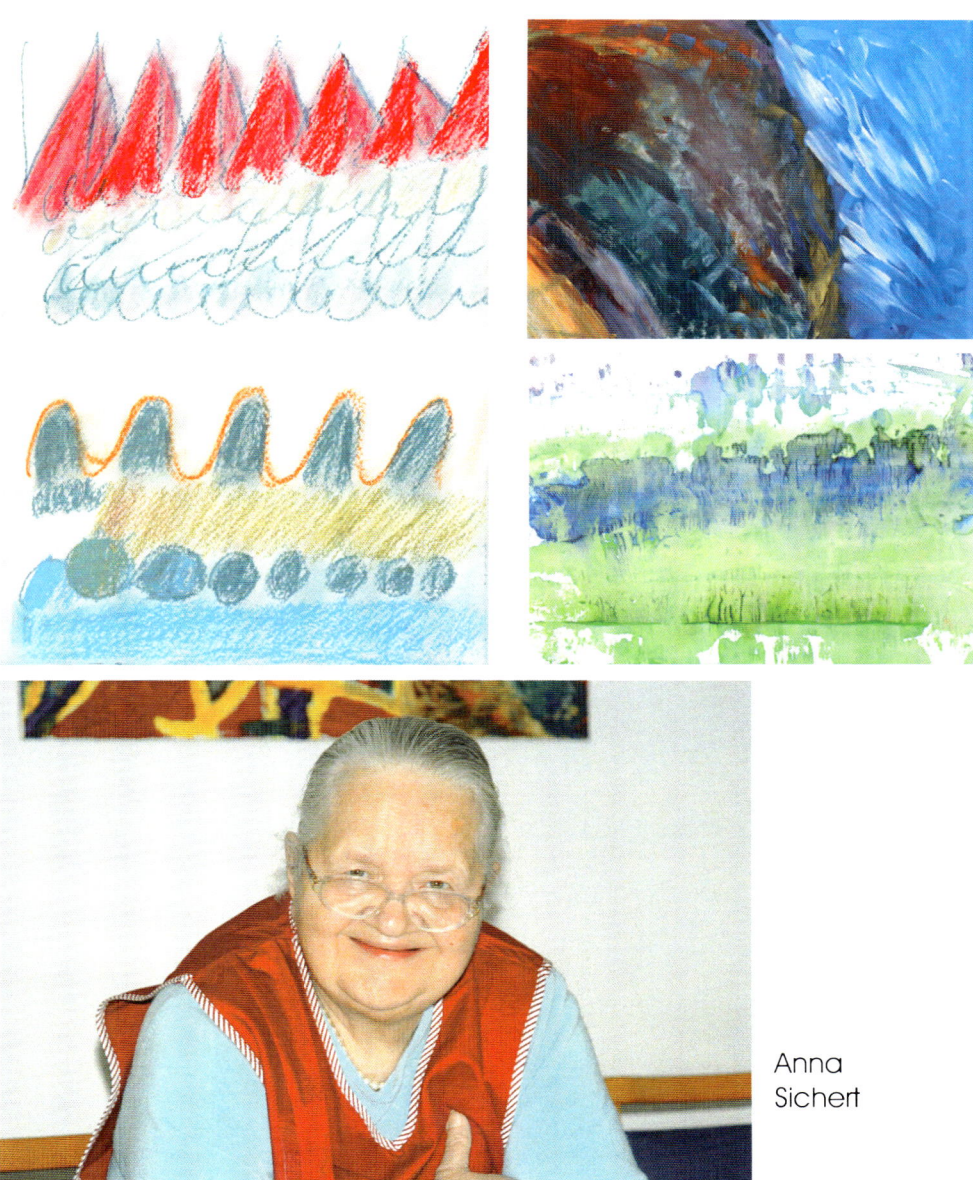

Anna
Sichert

Versuchen wir, das Beste eines jeden Menschen zu erkennen, den anderen im bestmöglichen Licht zu sehen. Diese Einstellung erzeugt sofort ein Gefühl der Nähe, eine Art Geneigtheit, eine Verbindung.

Dalai Lama

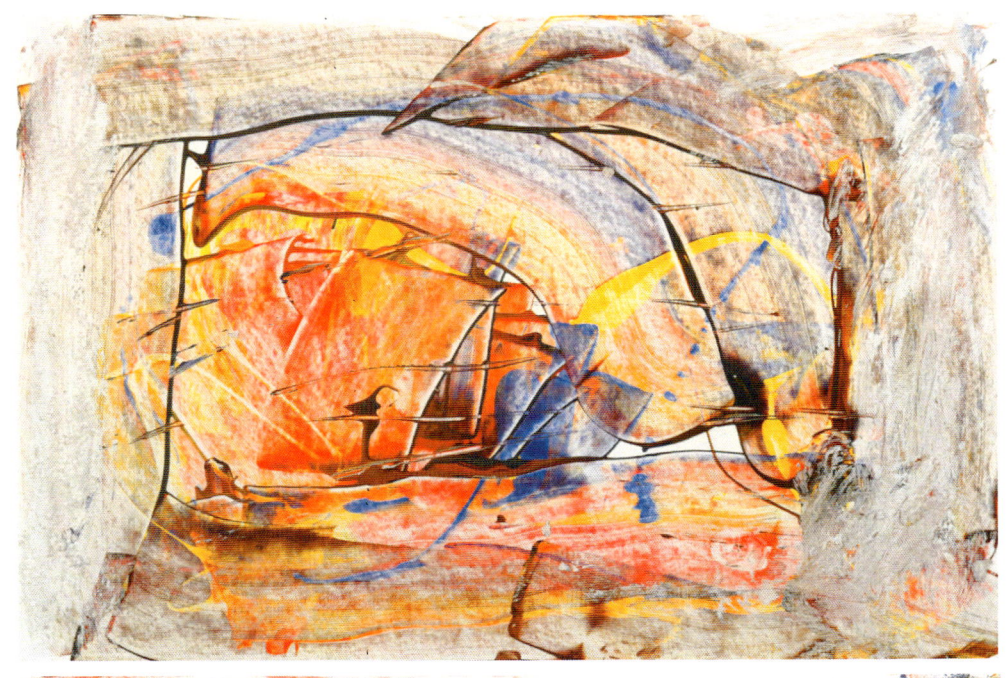

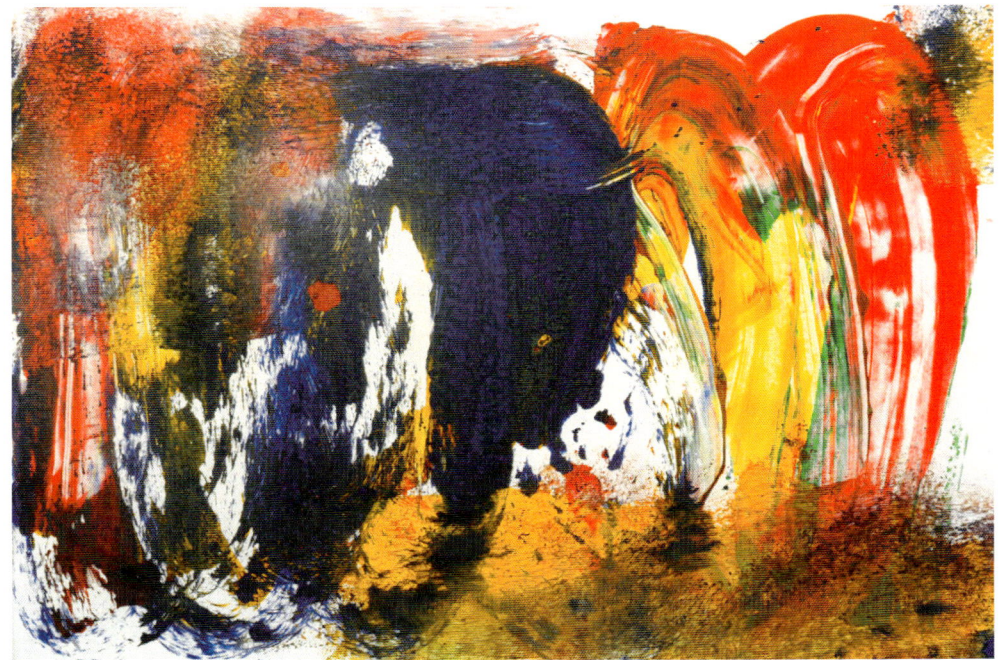

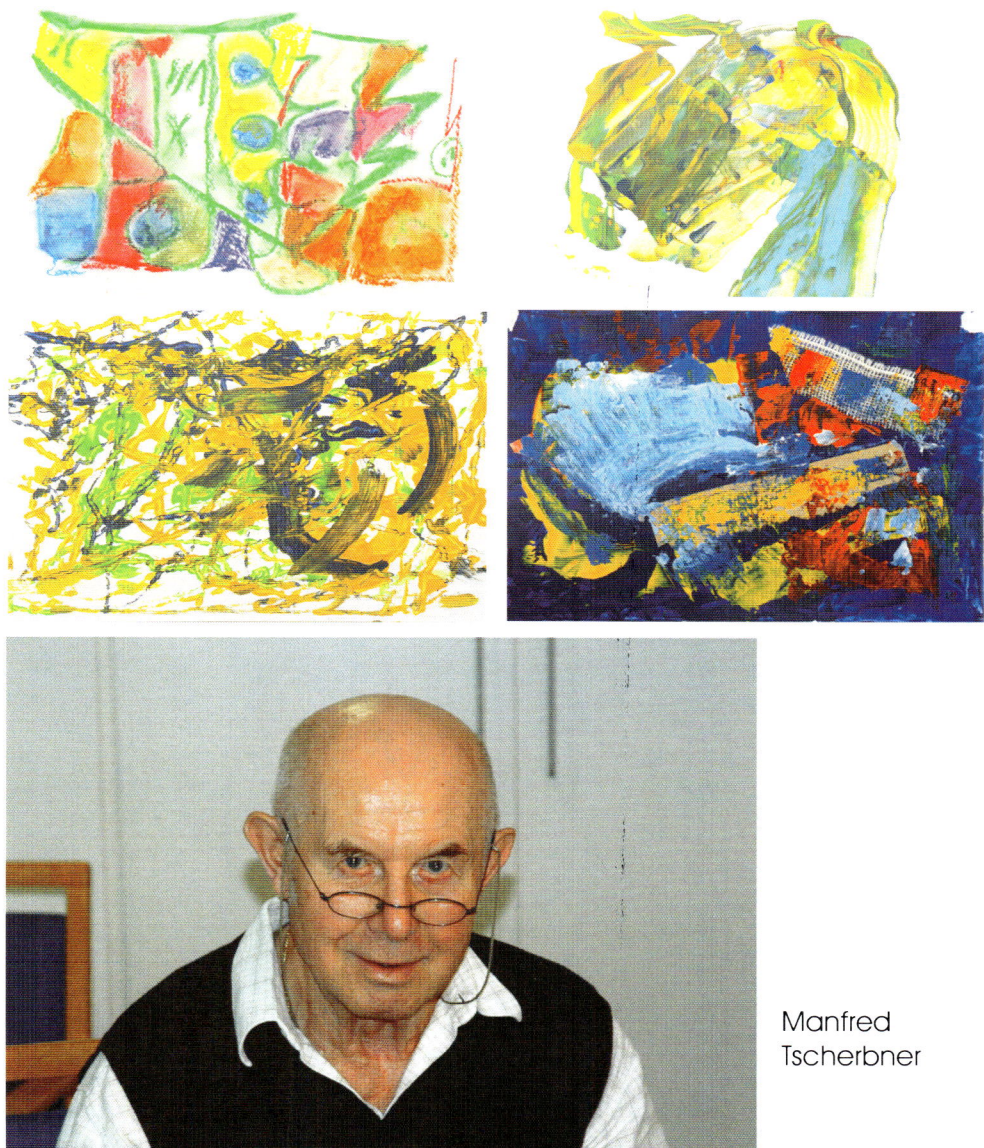

Manfred
Tscherbner

Ich bin ein Schmetterling, trunken vor Leben. Ich weiß nicht, wohin ich fliege, aber ich
werde dem Leben nicht erlauben, meine farbenprächtigen Flügel zu stutzen.

Janusz Korczak

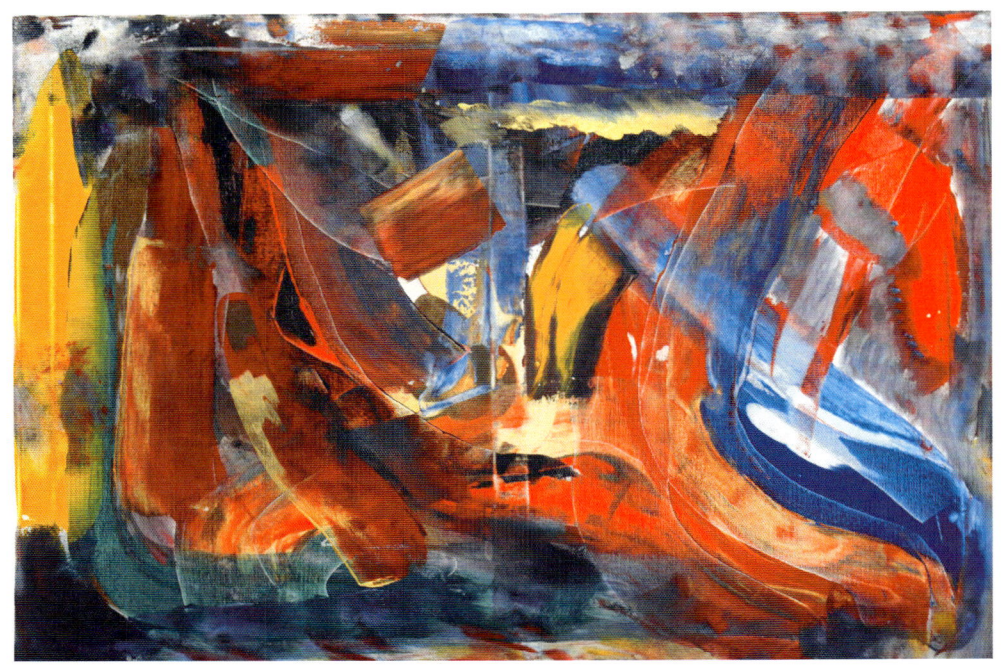

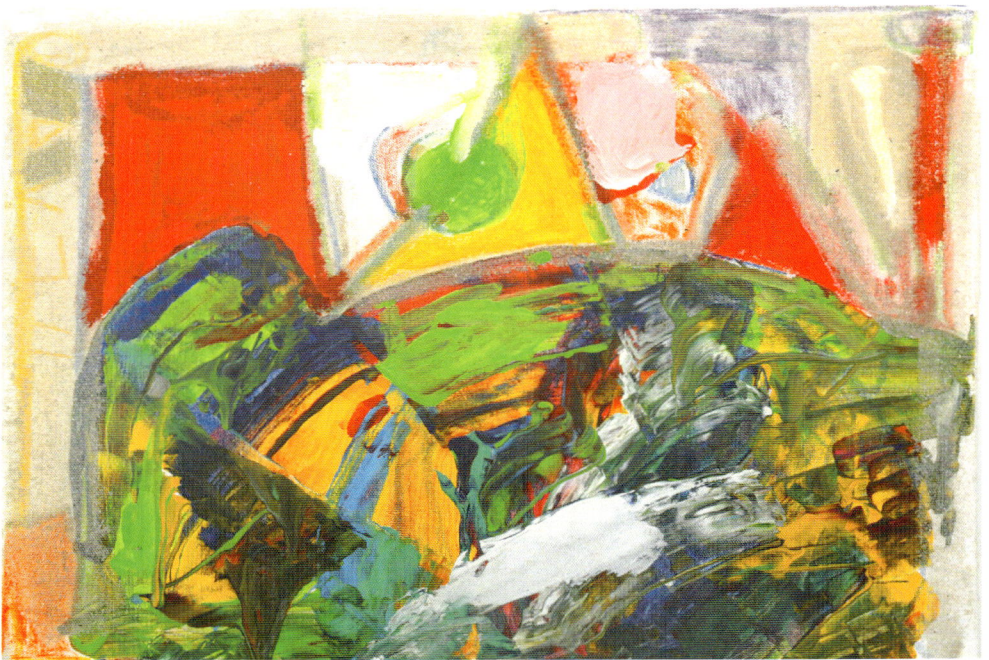

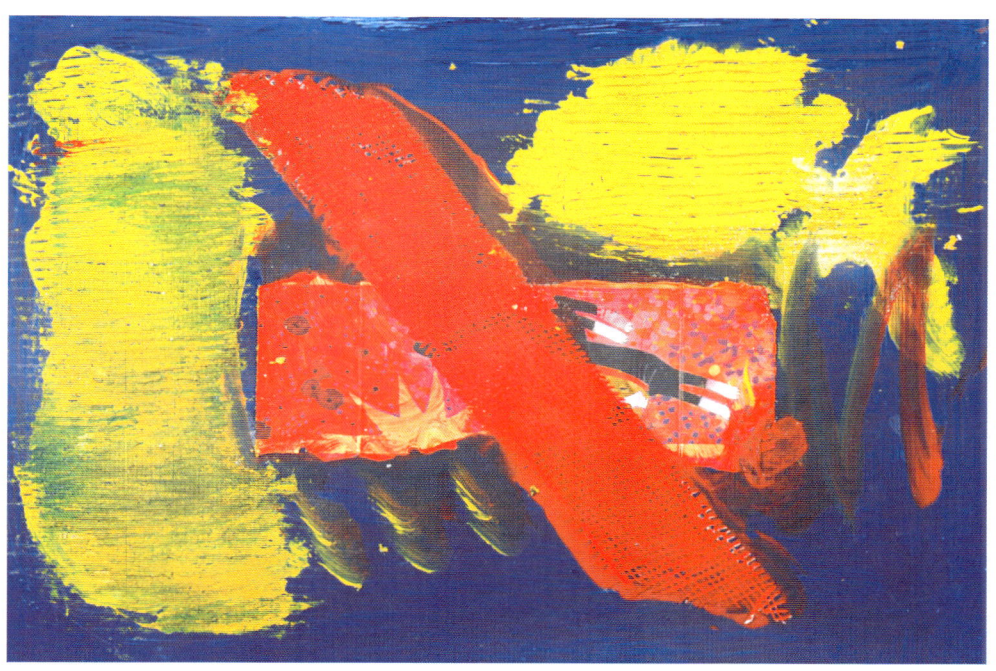

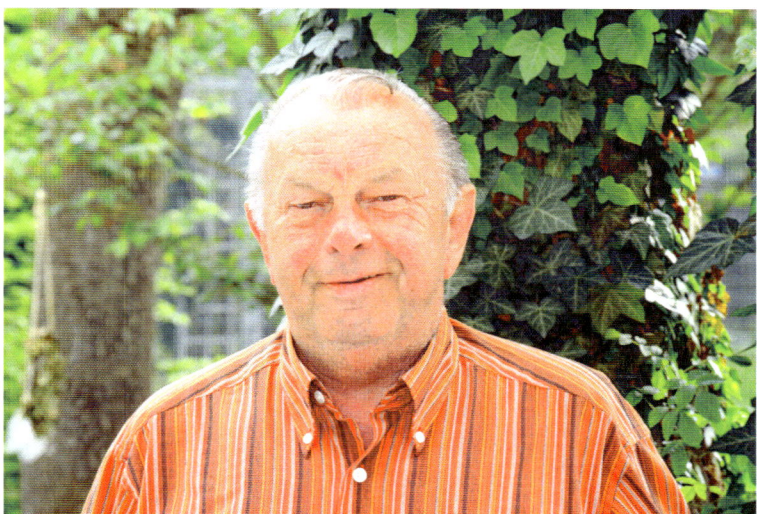

Adolf
Vogel

Unter Erkenntnis verstehen wir hier nicht die Kenntnis einer großen Menge von Informationen, sondern das Verstehen der Natur unseres Geistes. Diese Erkenntnis kann jeden unserer Gedanken durchdringen und jede unserer Wahrnehmungen erhellen.

Matthieu Ricard

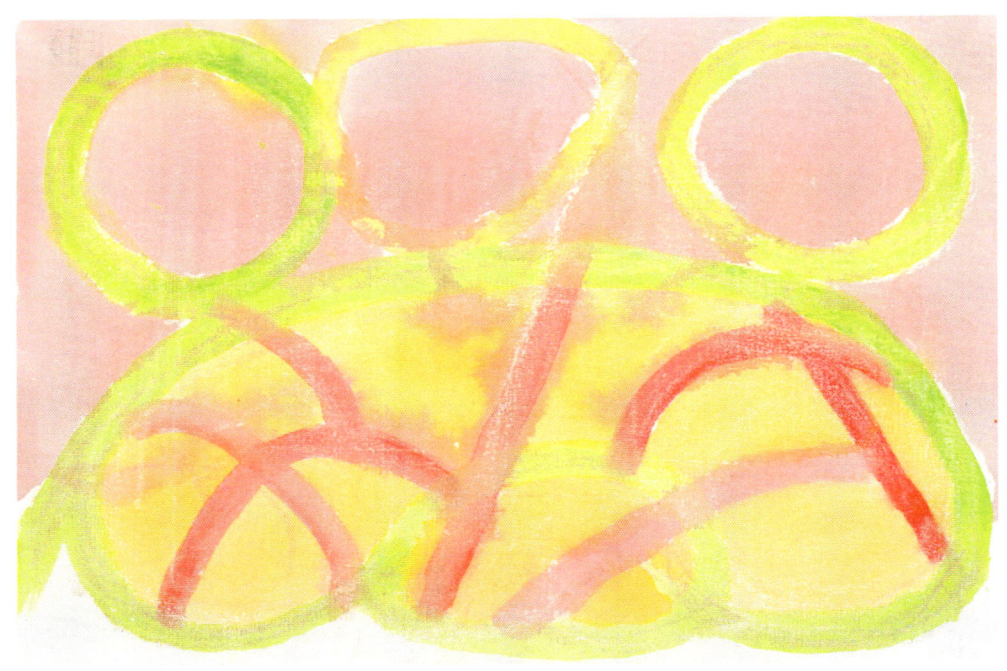

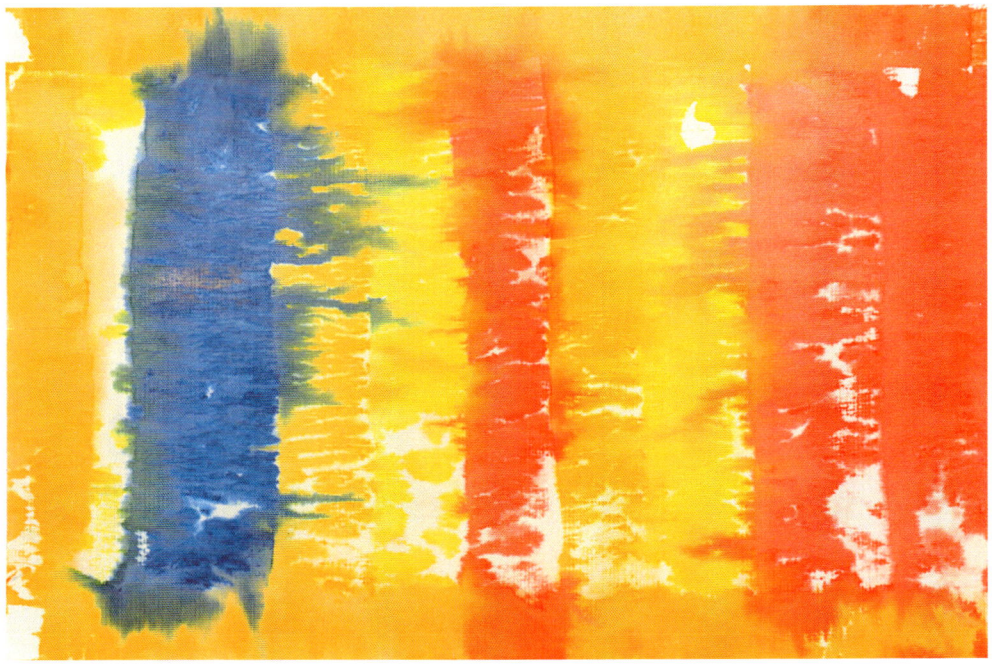

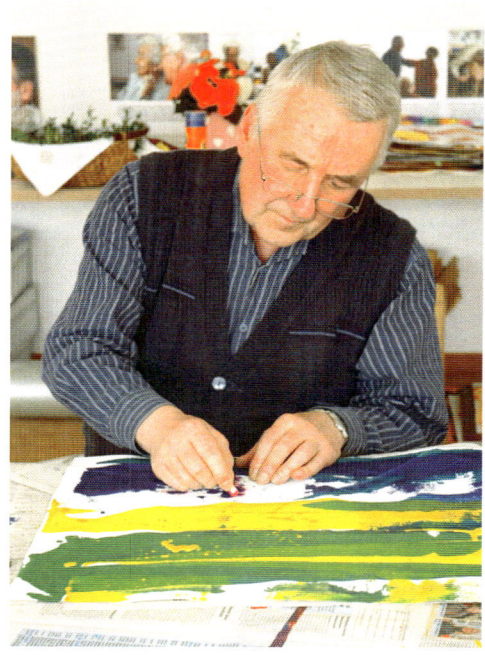

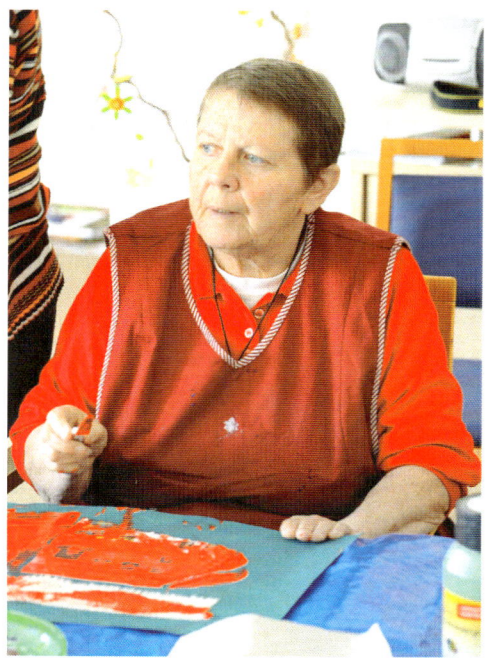

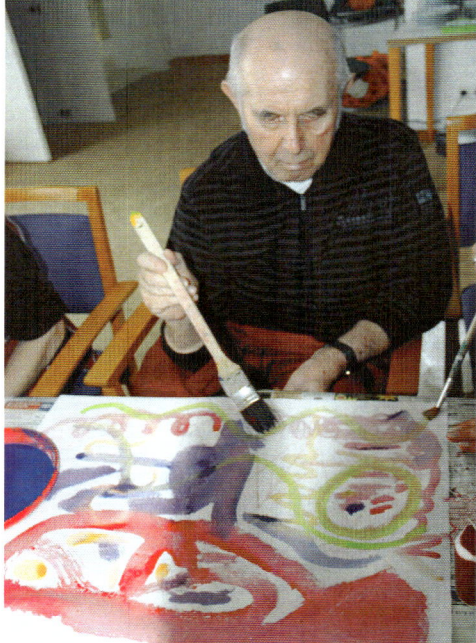

Etwas lernen bedeutet, mit einer Welt in
Verbindung zu treten, von der man nicht die
geringste Vorstellung hat.

Paulo Coelho

Entstehung
der Bilder

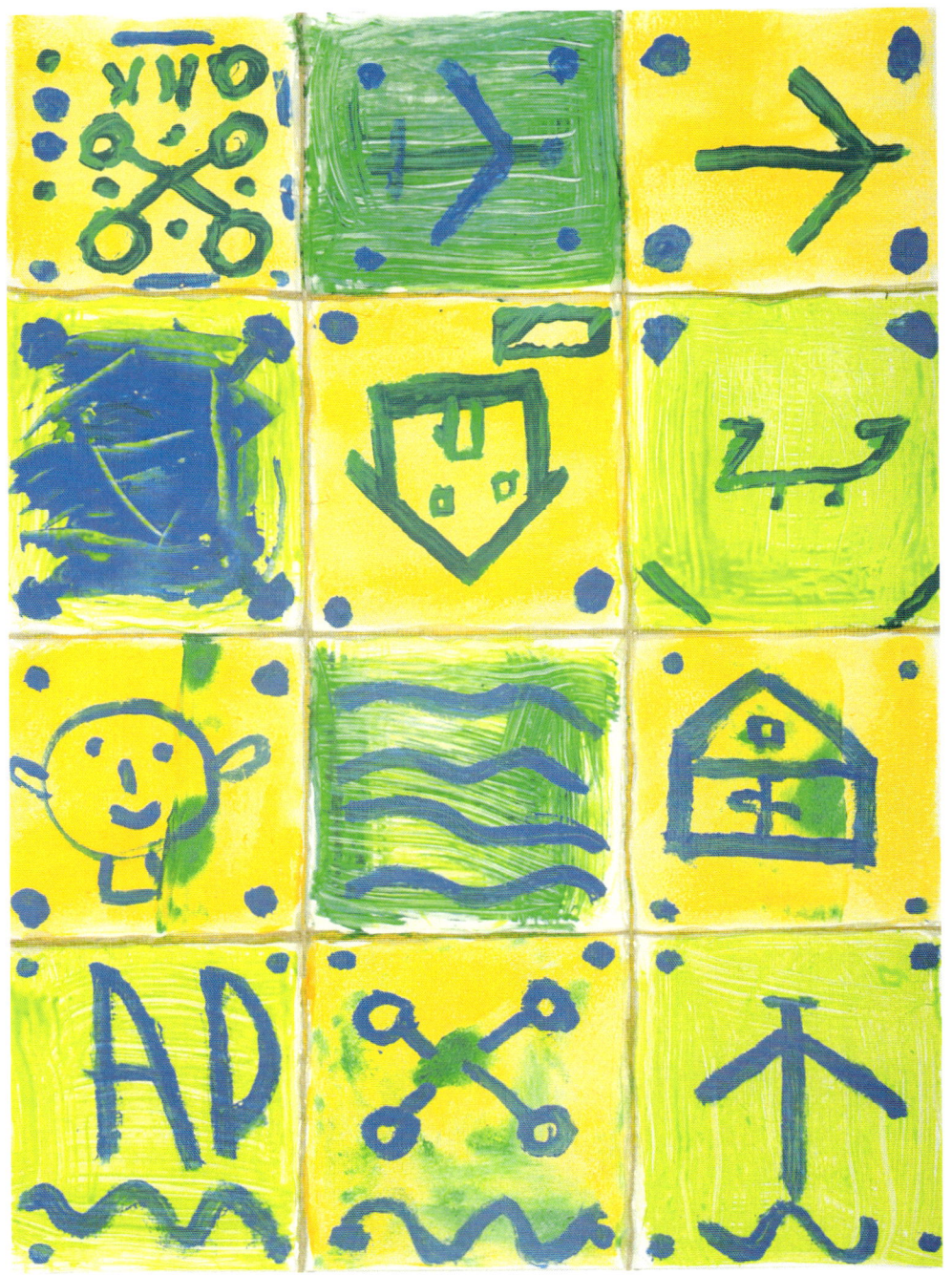

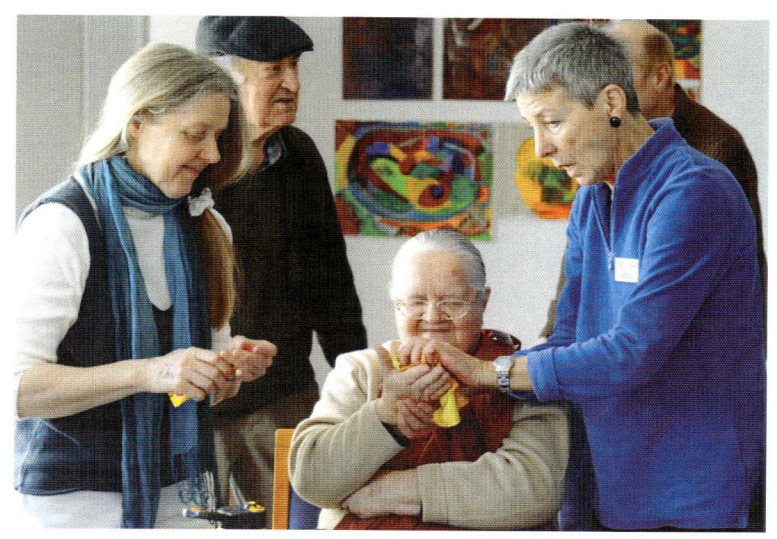

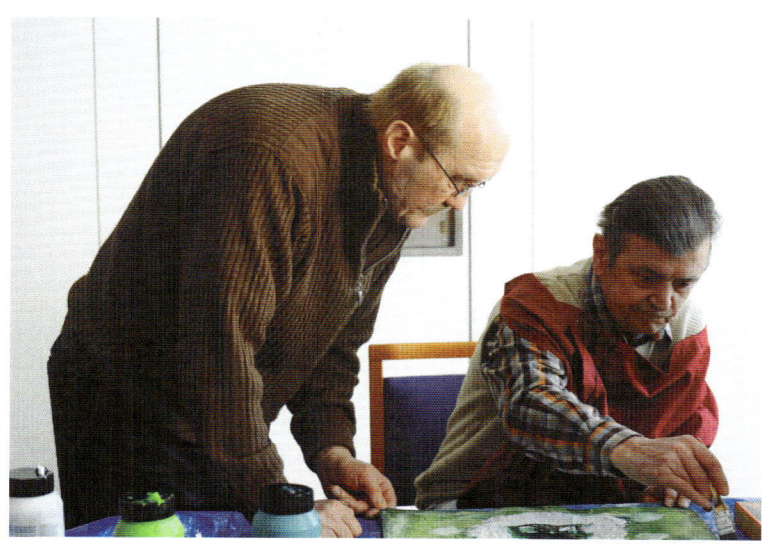

Gemeinschafts-
arbeit

Berührungen sind das Vehikel der gegenseitigen Tröstung, das beginnt schon mit der Umarmung und dem Händeschütteln.

Dalai Lama

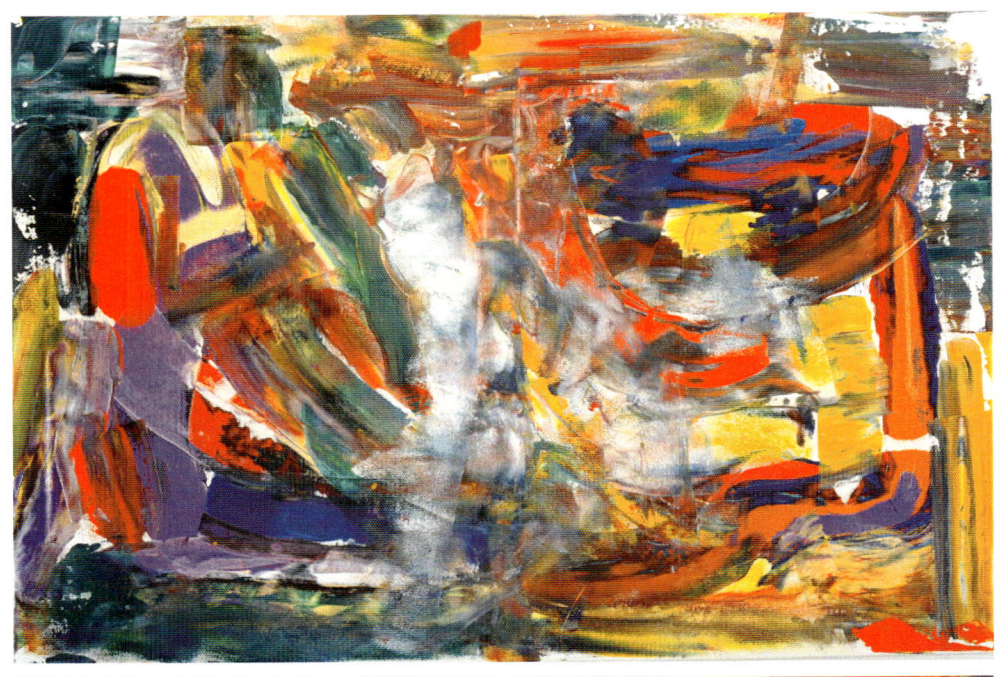

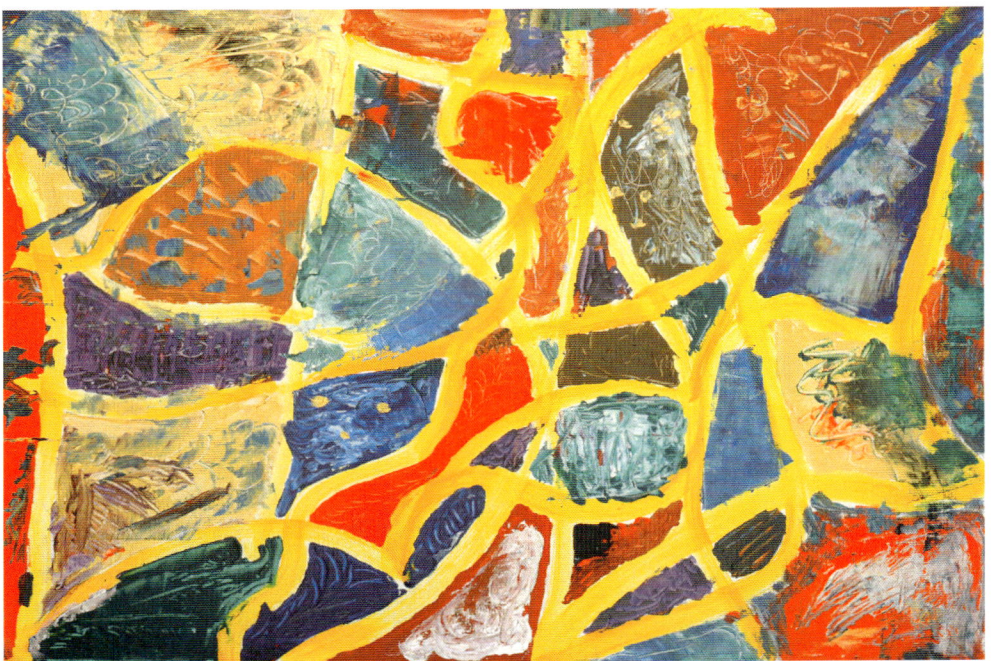

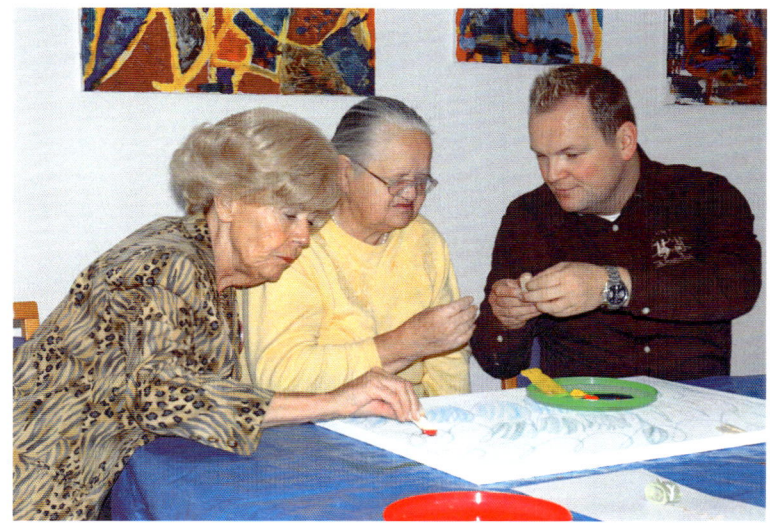

Unterschätzt niemals die kleine gute Tat,
indem ihr glaubt, sie würde nicht viel helfen,

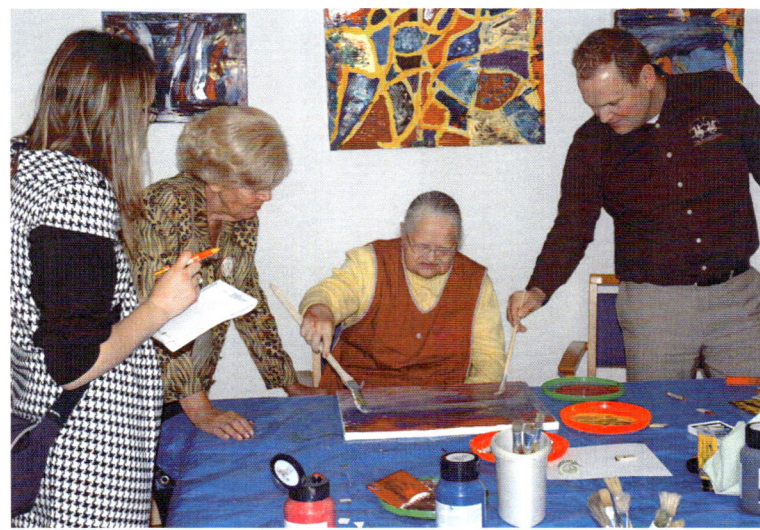

Aktion
Rollentausch

denn Wassertropfen können einer nach dem anderen
im Laufe der Zeit selbst einen großen Topf anfüllen.

Patrul Rinpocheedes

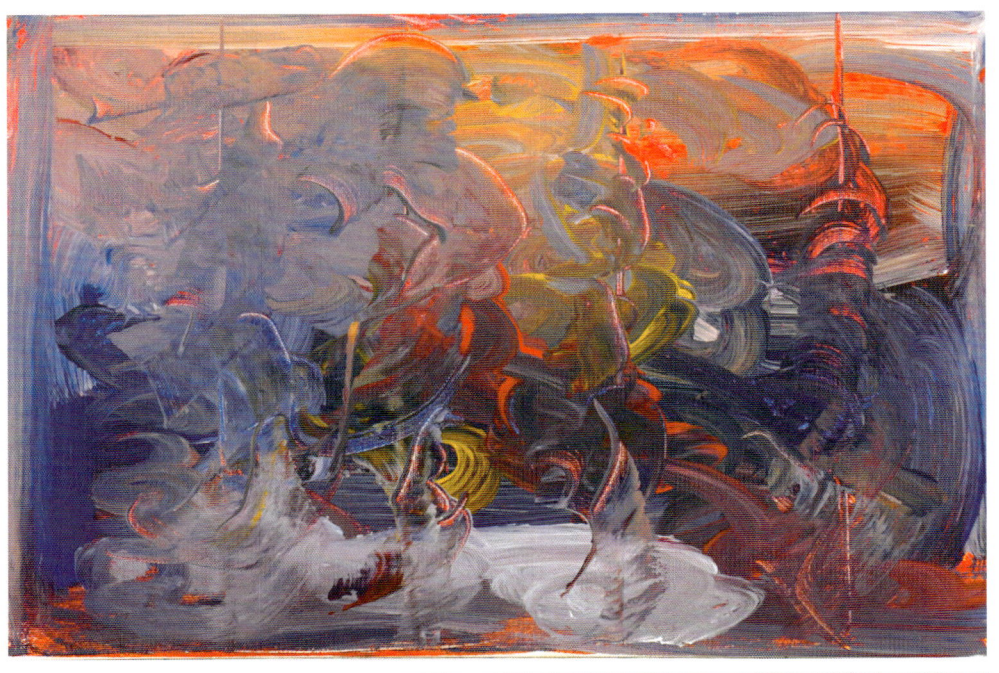

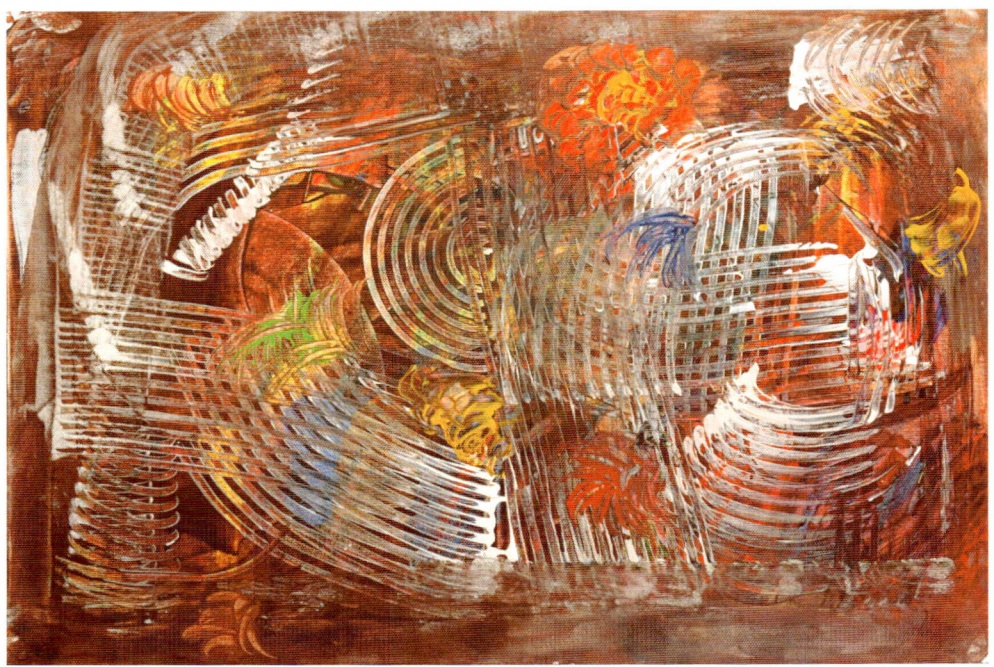

54

Künstlerische Beschäftigung von Menschen mit Demenz

Ewa Meier

1 Wie alles begann

„Was immer Du tun kannst oder träumst es zu können, fang damit an."

Johann Wolfgang von Goethe

Im Jahr 2007 begann ich meine Arbeit bei der Alzheimer Gesellschaft Ingolstadt e. V. als Beraterin in der Fachstelle für pflegende Angehörige. Zu meinen Aufgaben gehört unter anderem die Betreuung der „Atempause": Jeden Mittwoch von 10:00 bis 12:00 Uhr findet ein Treffen mit Betroffenen und ehrenamtlichen Helferinnen und Helfern statt.

Als mir meine Betreuungsgruppe zugeordnet wurde, hatte ich mir vorgenommen, dass meine Angebote bezüglich der Beschäftigung einen „erwachsenen" Charakter haben würden. Warum diese klare Entscheidung?

Bevor ich meine Arbeit bei der Alzheimer Gesellschaft Ingolstadt e. V. angefangen habe, hatte ich verschiedene Einrichtungen für ältere Menschen besichtigt: Die Stationen hatten Namen wie "Sonnenblumengruppe", "Regenbogengruppe" etc. Die gesamten Handarbeiten und Dekorationen, die ich sehen konnte, erinnerten mehr an einen Kindergarten als an eine Einrichtung für ältere, erwachsene Menschen. Mir ging es aber darum, eine angenehme Atmosphäre und ein Umfeld zu gestalten, das den Bedürfnissen älterer Menschen gerecht wurde und in dem sie sich wohlfühlen.

Das Ziel war nicht eine therapeutische Maßnahme anzubieten, sondern etwas vorzuschlagen, das interessant ist und das man im Alltag nicht regelmäßig macht. Eine Beschäftigung, die man vielseitig gestalten kann und jedes Mal neu erlebt - und das war in meinen Augen die Gestaltung abstrakter Bilder.

Mit diesem Kreativangebot wollte ich die Gruppe noch mehr "zusammenschweißen" und gleichermaßen die Möglichkeit zur Entspannung bieten, damit die Teilnehmer in eine andere Welt eintauchen und ganz andere Erfahrungen machen könnten. Auf diese Weise hoffte ich einen Rückzug aus dem sozialen Umfeld verhindern und neue Ressourcen wecken zu können. Das Projekt "Reise ins unbekannte Land" war geboren und wurde seither mehr als 1 ½ Jahre durchgeführt. Insgesamt 17 Demenzkranke im

Alter zwischen 63 und 86 Jahren haben daran teilgenommen.

Zu betonen ist, dass diese Beschäftigung keine therapeutische Maßnahme war.

1.1 Jeder Anfang ist schwer

> „Der Beginn ist der wichtigste Teil der Arbeit.“
>
> *Platon*

Die Gestaltung von Bildern mit demenzkranken Menschen ist für jeden Betreuer eine Herausforderung. Meist reagieren die Teilnehmer auf solch einen Vorschlag erst einmal mit Abwehr: *"Ich kann nicht malen!"* oder *"Das habe ich ja noch nie gemacht!"*.

Warum ist das so? Dieses Misstrauen, die Angst und die Unsicherheit spiegeln die Erfahrungen aus Elternhaus und Schule wider.

Unsere Betroffenen sind in der Regel zwischen 60 und 85 Jahre alt, also die so genannte Kriegs- und Nachkriegsgeneration. Damals wurde Kunstunterricht an den Schulen nicht als Möglichkeit zur freien Entfaltung der Persönlichkeit verstanden und durchgeführt. Zudem waren Klassengrößen von 50 bis 60 Schülern keine Seltenheit. Heutzutage hat die Kunst in der Pädagogik einen wesentlich höheren Stellenwert und spielt somit auch eine ganz andere Rolle an den Schulen.

Aus den Erzählungen weiß ich, dass die Vertreter der Nachkriegsgeneration, falls sie Kunstunterricht gehabt haben, vorwiegend realistische Bilder malen sollten. Nicht jeder aber ist künstlerisch begabt, und somit werden auch nicht jedem realistische Bilder gelingen. Wenn also ein Kind oder auch ein Erwachsener einen Menschen wirklichkeitsnah zeichnen soll, das Ergebnis aber mehr an einen Kopffüßler erinnert als an einen Menschen, dann ist das für ihn äußerst deprimierend. Vor allem dann, wenn er statt eines Lobes neben Spott und Kritik noch zusätzlich eine schlechte Benotung verkraften muss.

Bei derart frustrierenden Erfahrungen ist es nur natürlich, dass man solch einer Beschäftigung möglichst aus dem Weg geht, um nicht an unliebsame Ereignisse aus der Schulzeit erinnert zu werden.

Neben den Misserfolgen in der Schule haben viele dieser Menschen im Alltag Hunger und Not erlebt. Arbeit und Nahrung waren während des Krieges und der anschließenden Phase des Wiederaufbaus (über-)lebenswichtig. Kinder und Jugendliche hatten nur wenig Raum für Spiele und kreative Gestaltung. Das Leben dieser Generation und zum großen Teil auch das ihrer Nachkommen war vorwiegend von Arbeit geprägt. Dies ist ein weiterer Grund dafür, warum die älteren Menschen mit Aufgaben wie dem Malen wenig vertraut sind.

Als ich das erste Mal zu malen begann, habe ich zunächst keine Zustimmung erlebt, sondern eine Reaktion wie *"Ich mag das nicht, ich kann nicht malen!"*.

Damals hatte ich zwei Möglichkeiten auf diese Abwehrhaltung zu reagieren: entweder sofort aufzugeben und weiter Gesellschaftsspiele anzubieten oder das Risiko einzugehen, es einfach auszuprobieren. Ich habe mich für letzteres entschieden, obwohl ich selbst damals noch nicht wusste , wohin die Reise eigentlich gehen würde.

1.1.1   Die Vorgehensweisen - Planung und Durchführung

Das Betreuungsangebot "Atempause" der Alzheimer Gesellschaft Ingolstadt wird immer von ehrenamtlichen Helferinnen und Helfern begleitet. Das ist eine wichtige, Voraussetzung für diese Art der Beschäftigung mit demenzkranken Menschen, um eine persönliche Betreuung möglichst jedes Einzelnen sicher zu stellen. Diese individuelle Begleitung wiederum ist eine Basis dafür, dass die Bildgestaltung durch die Betroffenen positiv und mit Freude erlebt werden kann.

Während der Arbeit dürfen keine größeren Pausen entstehen, um zu verhindern, dass die Teilnehmer nervös werden und verkrampfen, weil sie das Gefühl haben *"Ich weiß nicht, was ich tun soll!"* oder *"Ich weiß nicht, wie es weiter geht!"*. Der ehrenamtliche Helfer übernimmt dabei die Aufgabe, den Betroffenen während des Prozesses zu begleiten, zu motivieren und wertzuschätzen - er fungiert quasi als "Wegweiser".

Bei der Gestaltung von Bildern ist die innere Einstellung der Betreuer sehr wichtig. Nur wenn wir selbst überzeugt und begeisterungsfähig sind, können wir andere entsprechend motivieren und mitreißen. In diesem Fall war also nicht nur meine eigene Einstellung und Motivation wichtig, sondern auch die der ehrenamtlichen Helfer.

Die erste Sitzung begann mit fünf Betroffenen und fünf ehrenamtlichen Helferinnen. Obwohl der Anfang nicht leicht war, entstanden schon in den ersten beiden Stunden ganz tolle Bilder (Abb.1 und Abb 2). In der Gruppe war deutlich zu spüren, wie sich allmählich die Stimmung zunehmend entspannte und eine immer größere Freude an der Arbeit entstand. Die anfängliche Abwehrhaltung - typisch dafür waren Aussagen wie *"Ich kann nicht malen!"* - verschwand nach und nach und zum Schluss konnte

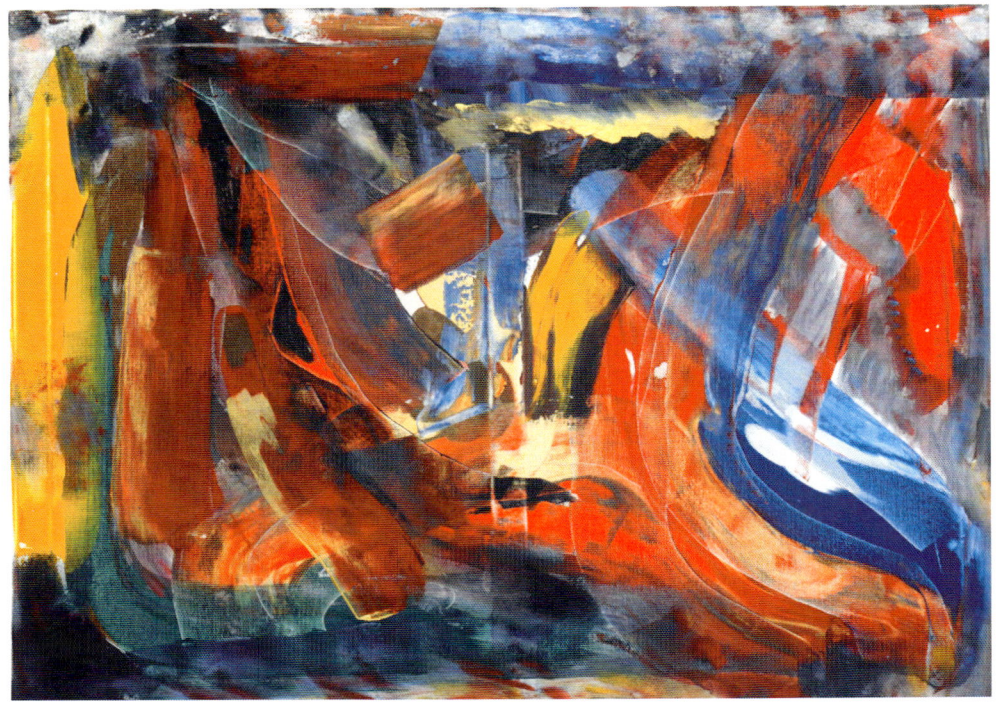

Abb. 1
Bild aus der ersten Sitzung. *Künstler Manfred Tscherbner*

man beobachten, wie die Künstler sehr vertieft in und ganz konzentriert auf ihre Arbeit waren. Diesen Vorgang nennt man "Polarisation der Aufmerksamkeit" - ein Begriff aus der Montessori-Pädagogik -, den man bei Kindern und bei Erwachsenen beobachten kann und der sich ursprünglich auf spielerische kindliche Tätigkeiten bezieht.

Das Charakteristische für diesen Prozess ist, dass die Teilnehmer ihre gesamte Aufmerksamkeit auf die jeweilige Beschäftigung richten. Sie können sich überraschend lange konzentrieren und sind in ihrem Tun so versunken, dass sie andere Teilnehmer sowie ihre Umgebung in diesem Moment gar nicht wahrnehmen.

Neben der inneren Einstellung ist die Organisation des Ablaufes sehr wichtig. Bei demenzkranken Menschen müssen wir Hektik, Stress und Durcheinander vermeiden. Aus diesem Grund ist es entscheidend, bereits im Vorfeld das gesamte Projekt möglichst detailliert zu planen und alles Notwendige vorzubereiten.

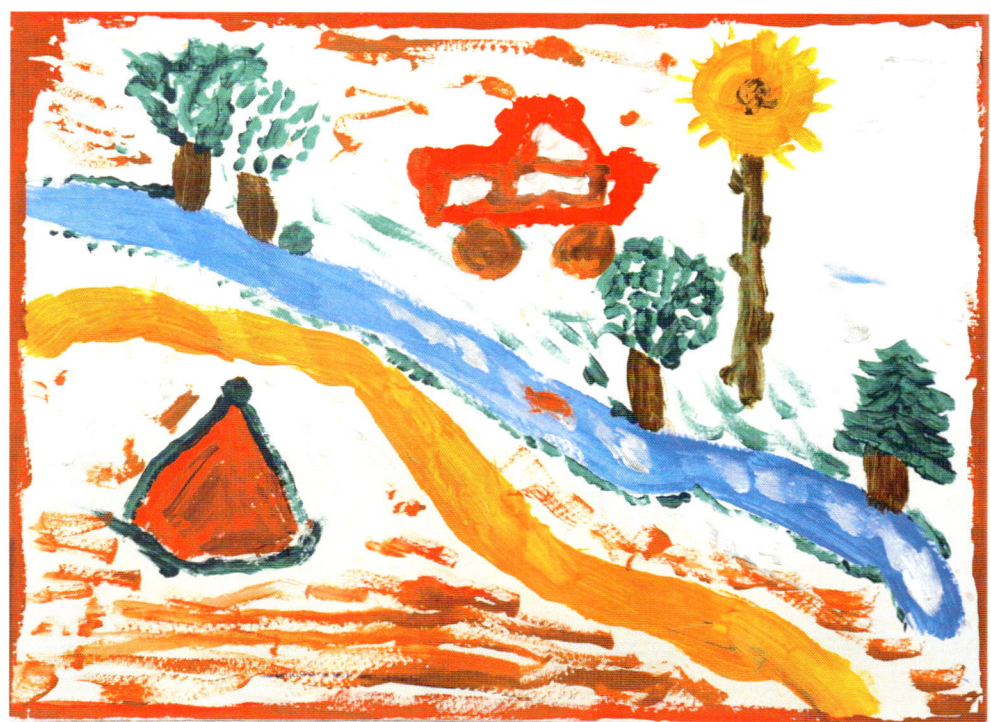

Abb. 2
Bild aus der ersten Sitzung. *Künstlerin Maria Dexheimer*

Zu diesen Vorbereitungen gehören:

1. Inhalte: Rechtzeitig vor der Sitzung muss in einem ausführlichen Gespräch mit den ehrenamtlichen Helfern geklärt werden, welche Technik angewandt werden soll, wo der Schwerpunkt der Arbeit liegen soll usw.

2. Teambildung: Es ist empfehlenswert, bereits vor der eigentlichen Arbeit Teams zu bilden, d.h. die ehrenamtlichen Helfer auf die Klienten aufzuteilen.

3. Materialien: Farben, Spachteln, Pinsel, Leinwände, Schürzen etc. müssen bereits vor dem Eintreffen der Teilnehmer auf den Tischen verteilt werden.

Eine klare Kommunikation zwischen der Leitung und Helfern führt zur einer erfolgreichen Arbeit, gleichzeitig vermittelt diese den Betroffenen Halt, Sicherheit und Orientierung.

2 Gruppendynamische Prozesse und Einzelsettings

2.1 Gruppenarbeit

In der Gruppenarbeit ist es wichtig, bestimmte Rahmenbedingungen zu beachten. Dazu gehören die Gruppenstärke und das Krankheitsstadium. Für die Gruppenarbeit ist es sinnvoll, maximal fünf Teilnehmer zu wählen. Viele ältere Menschen hören schlecht, dies bedeutet, dass die Leitung und die Betreuer deutlich und oft laut sprechen müssen. Größere Gruppen können einen übermäßigen Lärmpegel verursachen, das wiederum ist für die kreative Gestaltung nicht förderlich. Der Lärmpegel stört die Konzentration, verursacht Unruhe, und die Teilnehmer fühlen sich letztendlich nicht wohl.

In einer der Beschäftigungsstunden haben alle Teilnehmer ein gemeinsames Bild gestaltet, das das "Miteinander" symbolisieren sollte. Der Hintergedanke dabei war, den Zusammenhalt innerhalb der Gruppe durch ein gemeinsames Ziel zu stärken. Das Thema unseres Gemeinschaftsbildes war der Weg. *"Ich male den Weg zu Frau X, Frau X malt den Weg zu Herrn Y!"* und so weiter. Jeder kam an die Reihe und war aufgefordert einen Weg zu gestalten.

In dem Bild (Abb. 3) sind unterschiedliche Flächen entstanden, jeder Bereich wurde durch den Betroffenen individuell ausgemalt. Die übertragene Bedeutung war: Wir gehen einen Weg gemeinsam, alle Gruppenmitglieder haben die gleiche Krankheit, aber jeder geht individuell mit ihr um.

Die Gruppenarbeit eignet sich auch für früh betroffene Demenzkranke sehr gut. Die kognitive Ebene ist bei vielen Patienten noch weitgehend vorhanden (nur zu einem Teil eingeschränkt), somit ist eine verbale Kommunikation zwischen den Teilnehmern möglich. Durch die Kommunikation fördern wir soziale Kompetenzen. Viele Betroffene trauen sich nicht, im Alltag mit Freunden, Nachbarn etc. zu sprechen, weil sie Angst vor direkten Fragen haben, die sie nicht beantworten können.

Durch die Bildgestaltung haben alle ein gemeinsames Thema - teilweise auch für ein gemeinsames Gespräch. Bei vielen wird das Langzeitgedächtnis aktiviert, die Erfahrungen aus den früheren Zeiten werden mitgeteilt. Der Austausch kann sowohl positive wie auch negative Erinnerungen beinhalten. Das Wichtigste in dieser Situation ist die verbale Kommunikation, der Austausch untereinander.

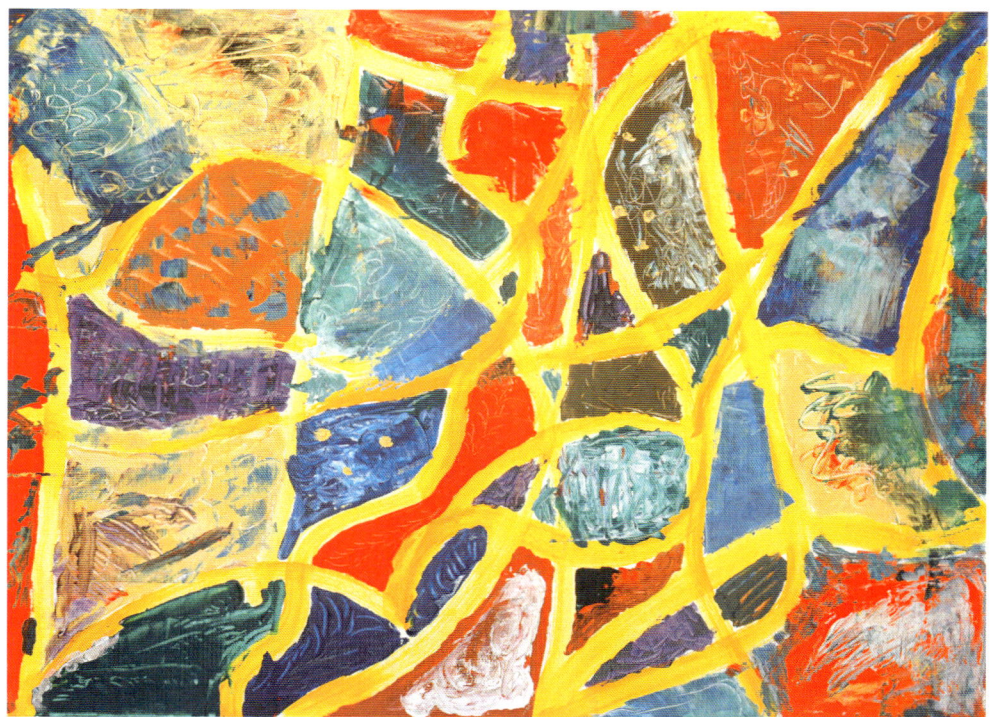

Abb. 3
Gemeinschaftsarbeit mehrerer Gruppenteilnehmer mit dem Thema "Der Weg".

2.1.1   Einzelsettings

Einzelsettings sind empfehlenswert für Betroffene im fortgeschrittenen Stadium - besonders dann, wenn nonverbale Kommunikation sowie Störungen der Fein- und Grobmotorik vorhanden sind. Im Einzelsetting können wir ganz gezielt auf den Teilnehmer eingehen, er wird von uns seinen individuellen Bedürfnissen gemäß unterstützt.

Bei dieser Form der Betreuung ist es möglich, Störfaktoren von außen wie Lärm oder Hektik weitestgehend auszuschalten. Durch diese Ruhe ermöglichen wir dem Betroffenen, sich gezielt auf seine Aufgabe zu konzentrieren. So entsteht bei der Arbeit eine besonders entspannte Atmosphäre.

Als ich mit der Arbeit in Einzelbetreuung begann, dachte ich zunächst, dass mir diese in vielen Fällen aufgrund des fortgeschrittenen Stadiums der Erkrankung nicht gelänge.

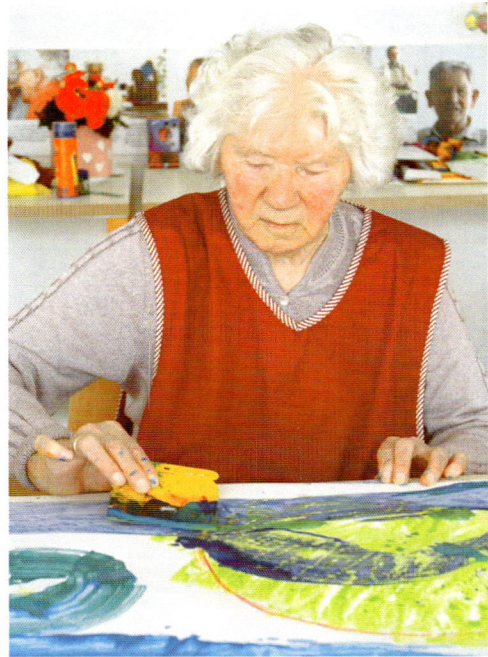

Aber meine Erfahrungen und Ergebnisse des Einzelsettings waren erstaunlich gut.

Bestes Beispiel hierfür ist die Bildgestaltung mit Frau Rogler, die nicht nur völlig selbstständig gearbeitet hat, sondern auch ganz viel Spaß dabei hatte. Sie hat sich ihre Farben selbst ausgesucht, mit meiner Hilfe (aufgrund einer Störung der Feinmotorik) Kleckse auf den Fotokarton aufgetragen und mit einer Spachtel sehr schön verteilt.

Wie Sie selbst sehen können, sprechen die Bilder für sich.

Abb. 4 und 5
Frau Rogler beim Malen und das Ergebnis.

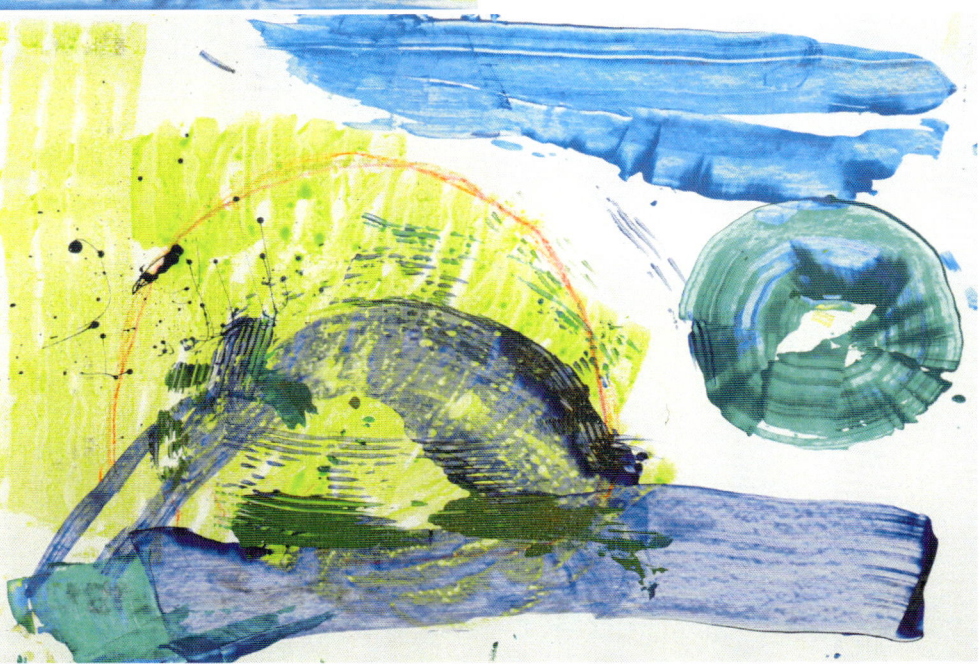

3 Arbeitsprozesse bei der Bildgestaltung

3.1 Die Bedeutung der Farben für demenzkranke Menschen

Es ist bekannt, dass Farben eine positive Auswirkung auf das menschliche Wohlbefinden haben, verschiedene Farbtöne und Lichtfaktoren fördern die Gesundheit. Insbesondere für die von einer Demenz Betroffenen ist dies von großer Bedeutung, denn bei ihnen ist die Wahrnehmung stark eingeschränkt sowie die zeitliche und örtliche Orientierung gestört. Licht und Farben können nicht nur eine große Unterstützung bei der Alltagsbewältigung sein, sondern auch die eigene Stimmung positiv beeinflussen.

3.1.1 Allgemeine Bedeutung der Farben

Einerseits sind diese "Farbwirkungen" bzw. "Farbbedeutungen" in der Gesellschaft - und damit biographisch betrachtet, auch bei den Teilnehmern an unserem Gruppenangebot - weit verbreitet und bekannt. Deshalb sollen hier die wichtigsten Deutungen genannt werden.

Auf der anderen Seite gibt es umfangreiche Diskussionen aus der (Wahrnehmungs-) Psychologie über die Wirkung der Farben auf den Einzelnen, die sehr verschieden ausfallen kann.

Die Bedeutung der Farben wird nach dem Abschnitt "Farbwirkung" auf der Internetpräsenz des Fraunhofer-Instituts für Integrierte Publikations- und Informationssysteme (IPSI) wiedergegeben.

Rot ist die Farbe des Feuers: Sie erregt Aufmerksamkeit, steht für Vitalität und Energie, Liebe und Leidenschaft.

Orange gehört wie Rot und Gelb zu den warmen Farben. Orange ist die Farbe der untergehenden Sonne. Sie ist die Symbolfarbe für Optimismus und Lebensfreude. Sie signalisiert Aufgeschlossenheit, Kontaktfreude und Jugendlichkeit, Gesundheit und Selbstvertrauen.

Gelb ist die Farbe der Sonne. Sie vermittelt Licht, Heiterkeit und Freude. Sie steht auch für Wissen, Weisheit, Vernunft und Logik.

Grün ist die Farbe der Wiesen und Wälder. Sie ist eine beruhigende Farbe. Sie steht für Großzügigkeit, Sicherheit, Harmonie, Hoffnung, Erneuerung des Lebens.

Blau ist eine kühle Farbe. Sie ist die Farbe des Himmels. Sie steht für Ruhe, Vertrauen, Pflichttreue, Schönheit, Sehnsucht.

Violett ist eine würdevolle Farbe. Sie ist die Farbe der Inspiration, der Mystik, Magie und der Kunst. Sie ist eine außergewöhnliche, extravagante Farbe, die auch mit Frömmigkeit, Buße und Opferbereitschaft in Verbindung gebracht wird.

Magenta, im Bereich der Mode auch Pink genannt, ist eine sanfte Farbe. In der Natur erleben wir sie hauptsächlich als Farbe von Blüten. Sie steht für Idealismus, Dankbarkeit, Engagement, Ordnung und Mitgefühl.

Weiß ist die Farbe von Eis und Schnee. Sie ist ein Symbol der Reinheit, Klarheit, Erhabenheit und Unschuld.

Grau ist die Farbe des wolkenverhangenen Himmels an einem trüben Tag. Sie ist die Farbe vollkommener Neutralität, Vorsicht, Zurückhaltung und Kompromissbereitschaft.

3.2   Die Wahl der Materialien

Bei meiner praktischen Arbeit haben sich Acrylfarben sehr gut bewährt. Wir können die Farben vielseitig verwenden, pur oder mit Wasser verdünnt. Ganz wichtig ist, dass die Farben nicht so stark gesundheitsschädlich sind, wie z.B. Ölfarben. Dies ist besonders bei den Betroffenen von Bedeutung, die alles in den Mund nehmen. Acrylfarben finden wir in unterschiedlichen Ausführungen in Pastelltönen und leuchtenden Farben.

Für die Gruppe habe ich ganz gezielt nur positive, leuchtende Farben ausgewählt (vgl. Abb. 6).

Viele Demenzpatienten erleben im Alltag ihre eigenen Defizite, und ziehen sich damit immer mehr aus dem sozialen Leben zurück. Der Mangel an Beschäftigung im Alltag führt in vielen Fällen zu destruktiven Gedanken, gedrückter Stimmung und Lustlosigkeit. Frohe, leuchtende Farben sollten eine positive Stimmung vermitteln, Freude bereiten und so das Innere des Menschen "aufhellen".

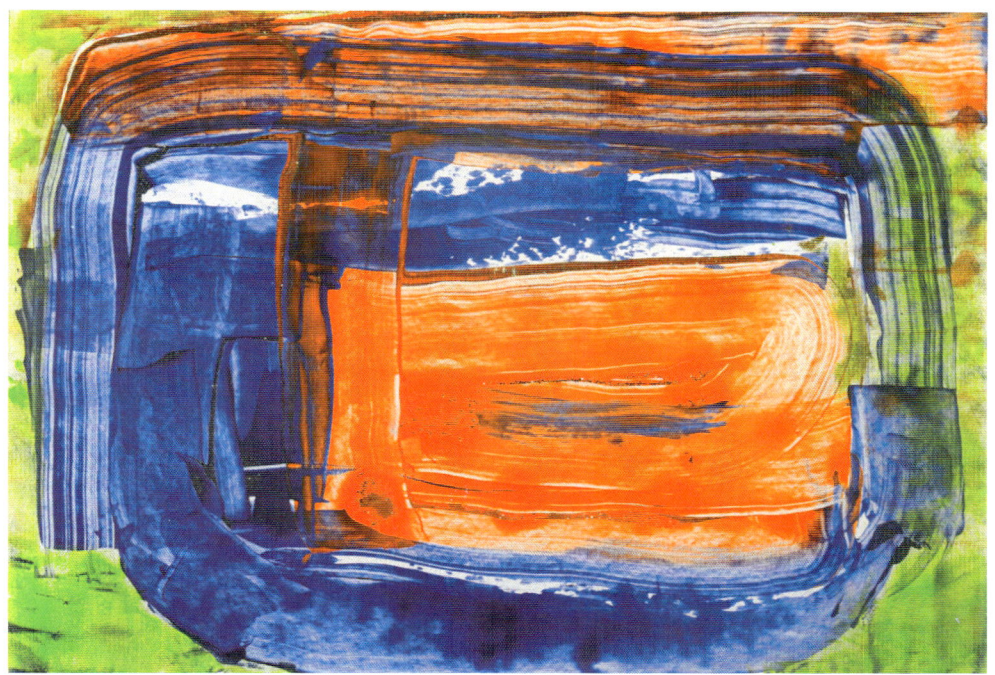

Abb. 6
Leuchtende Acrylfarben stehen für eine grundsätzlich positive Stimmung.
Künstlerin: Hildegard König

3.2.2   Gute Werke brauchen gute Materialien

Gute Werke entstehen nur dann, wenn wir entsprechend gute Materialien verwenden. Damit macht Bildgestaltung nicht nur Spaß, sondern wir würdigen so auch die Arbeit unserer Künstler. Eine schön bemalte Leinwand findet immer einen attraktiven Platz, das Bild wirkt ganz anders, hübsch und geschmackvoll. Diese Werke können jede Einrichtung schmücken.

Dagegen wirken Kunstwerke, die auf einem Druckerpapier entstanden und mit Klebestreifen an der Wand befestigt sind, weniger schön. Sie kommen schlecht zur Geltung und stellen keine Wertschätzung der erbrachten Leistungen dar. In der Regel landen solche Werke ganz schnell in einem Papierkorb.

Deshalb sind neben den Farben, Strukturpasten und Ölkreiden qualitativ hochwertige Malunterlagen wie Keilrahmen, Spezialkarton für Öl und Acryl, raue Oberfläche mit Leinenstruktur, Pinsel und Spachtel von großer Bedeutung.

In unserer Betreuungsgruppe habe ich folgende Materialien verwendet:

Acrylfarben

Die Acrylfarben haben hohe qualitative Eigenschaften wie Farbbrillanz und Lichtechtheit und sind vielfältig und universell einsetzbar. Sie eignen sich hervorragend für großflächige Anwendungen, sind miteinander mischbar, mit Wasser verdünnbar, schnelltrocknend und lichtecht. Die Farben haften auf den unterschiedlichsten Materialien: Leinwand, Keilrahmen, Papier, Holz, Stein, Karton, Metall, Leder und auf vielen Kunststoffen.

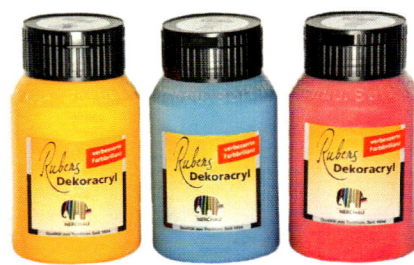

Ölpastellkreiden

Ölpastellkreiden sind miteinander mischbar und lassen sich mit Terpentin verdünnen. Durch Übereinanderlegen mehrerer Farbschichten können auch besondere Effekte mit Schabetechnik erzielt werden. Zusätzliche Effekte können wir durch Verwendung von verschiedenkörnigem Papier erzeugen. Die Kreiden können vielseitig verwendet werden, unter anderem zum Zeichnen auf Metall, Glas oder Holz.

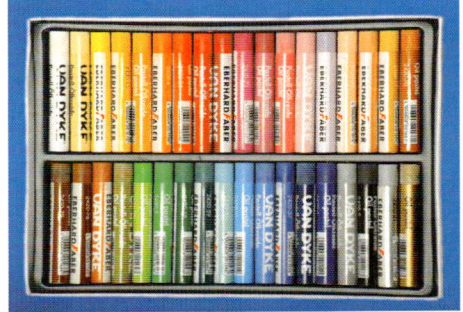

Strukturpasten

Sie lassen sich sehr gut mit Acrylfarben vermischen und erzeugen eine spezielle Wirkung, gerade bei abstrakten Bildern. Verschiedene Strukturpasten eignen sich hervorragend für das Arbeiten mit der Spachteltechnik. Die Werke wirken lebendig und plastisch.

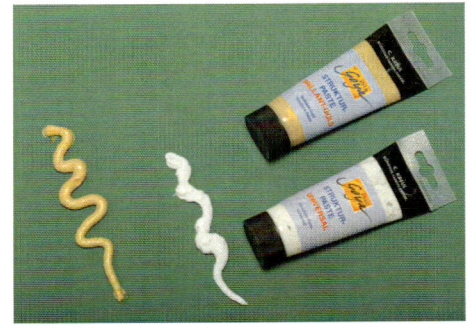

Spachteln

Die Spachteln sind wichtige Werkzeuge, besonders wenn wir mit Strukturpasten arbeiten. Große Flächen lassen sich sehr gut mit Spachteln bearbeiten. Dabei können sehr ausdrucksstarke Bilder entstehen, denn vor allem in der abstrakten Malerei lassen sich Acrylfarben sehr schön mit Spachteln verteilen und vermischen.

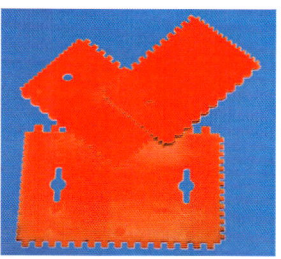

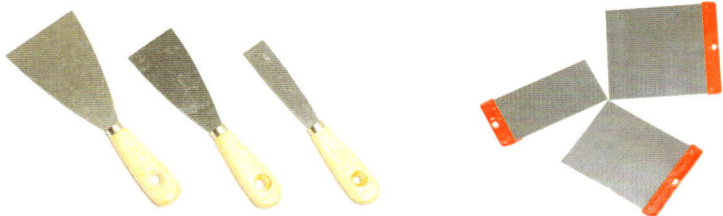

Rollen

Mit diesem Werkzeug kann man ausgezeichnet experimentieren, indem man es z. B. ergänzend zur Spachteltechnik verwendet. Mit der Rolle lassen sich nicht nur große Flächen einfach bearbeiten, sondern der Farbauftrag wirkt ganz anders, richtig leicht. Gleichzeitig entstehen durch die Überlappung verschiedener Farbtöne interessante Effekte.

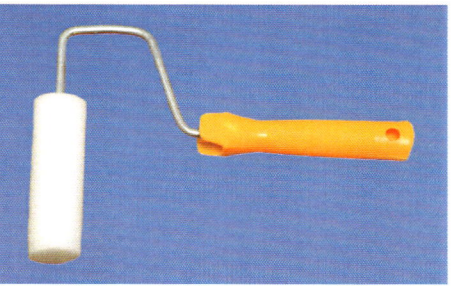

Pinsel

Es hat sich bewährt, Pinsel mit sythetischen Borsten zu verwenden, da sie nicht nur widerstandsfähiger sind, sondern auch mehr Acrylfarbe aufnehmen können. In Abhängigkeit vom jeweiligen Gestaltungsmotiv haben wir schmale, aber auch sehr breite Pinsel verwendet.

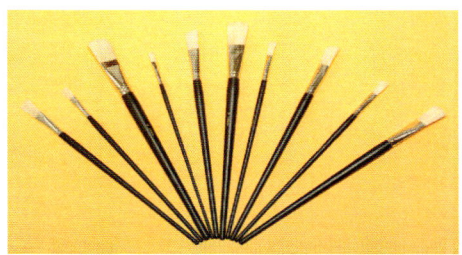

Malunterlagen

Am besten eignet sich ein stabiler Malkarton, der mit Baumwollleinwand bespannt ist. Die Leinwand ist grundiert und kann für alle Öl- oder Acrylfarben verwendet werden.

Keilrahmen und Malkartons sind für die Verwendung von Acrylfarben eine Voraussetzung. Ein fester Hintergrund verhindert das „Wellen" eines Bildes und hält das Kunstwerk stabil.

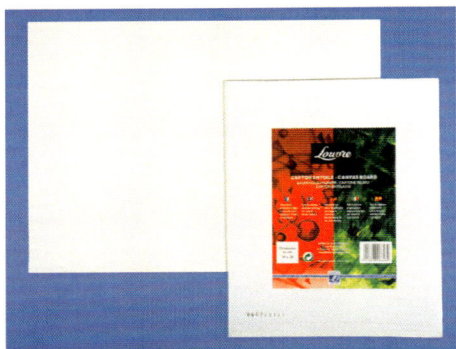

3.2.3   Praxiserfahrungen

In unserer Gruppe haben sich große Formate bewährt. Die Demenzpatienten - besonders die aktiven unter ihnen - haben bei großformatigen Bildern auf Keilrahmen oder Kartons sehr gute Ergebnisse erzielt. Eine große Fläche bietet mehr Möglichkeit für die freie Entfaltung.

Was bedeutet das in der Praxis für die Betroffenen?

Sie können große Bewegungen machen, ohne Angst zu haben, dass sie schnell den Rand erreichen und ausrutschen. Sie müssen nicht ständig aufpassen, dass sie nicht unkontrolliert ihre Arbeitsfläche verlassen. Bei größeren Flächen haben sie mehr Spielraum: Sie können mit Farben und Spachtel mehr experimentieren und bessere Effekte erzielen. Bei Großformaten arbeiten sie länger, können große und schnelle Bewegungen machen und sich dabei richtig "austoben".

Kleinere Formate (z.B. DIN A4) eignen sich sehr gut für Betroffene, bei denen die Feinmotorik gut ausgeprägt, aber die Grobmotorik eingeschränkt ist. Sie können in der Regel sehr fein und genau arbeiten. Eine kleinere Arbeitsfläche ist für diese Künstler überschaubar, denn sie malen in der Regel sehr langsam und lassen sich sehr viel Zeit. Größere Flächen könnten sie daher überfordern, und ihnen das Gefühl vermitteln, sie würden nie damit fertig. Für diese Betroffenen sind kleinere Formate übersichtlicher, sie sehen die Ergebnisse und auch das Ziel schneller. Das wiederum weckt die Motivation weiter zu machen. Das Malen wird nicht monoton.

3.2.4 Fingermalen, Pinsel oder Spachtel?

Fingerfarben und Fingermalen haben sich in unserer Gruppe nicht bewährt, die Betroffenen haben mehr Ekel für diese Art des Malens empfunden. Das Anfassen einer nassen Farbe, verbunden mit den schmutzigen Fingern, hat ein unangenehmes Gefühl vermittelt. Fast nach jedem Anfassen einer Farbe haben die Teilnehmer das Bedürfnis gehabt, sich die Finger zu waschen, sie fühlten sich schmutzig. Aus diesem Grund haben wir auf diese Technik verzichtet.

Der Pinsel, eigentlich ein wunderbares Arbeitsmittel, hat anfangs eher Angst hervorgerufen. Als die Teilnehmer den Pinsel in die Hand nahmen, hatten sie offensichtlich das Gefühl, sie müssten jetzt ein Werk schaffen, ein besonderes Bild - und das könnten sie nicht. Möglicherweise dachten sie an die realistischen Bilder, die sie nicht malen können. Der Pinsel erzeugte am Anfang negative Assoziationen wie: "*Ich kann nicht malen!*".

An dieser Stelle war also ein Umdenken von meiner Seite erforderlich, ich musste etwas finden, das die Bildgestaltung ermöglichte, jedoch keine unangenehmen Erinnerungen wachrief - nach dem Motto, wir machen etwas, aber es hat nichts mit Malen zu tun, sondern "*Wir experimentieren!*".

Die Spachtel wurde zu einem ganz wichtigen Werkzeug für die praktische Arbeit, denn sie hat geholfen, die Angst vor dem Malen zu überwinden. Allein das Arbeitsmaterial hat nicht an das Malen erinnert, sondern an die Handwerksarbeit, die jedem vertraut war. Mit der Spachtel ließen sich die Farben leicht mischen, auftragen und verteilen. Dabei entstanden schöne Ergebnisse, mit denen keiner gerechnet hat. Das Spiel mit den Farben führte dazu, dass jeder während der Arbeit ganz auf die Farben konzentriert war. Es war für alle faszinierend und überraschend, welche Vielfalt an Mischungen erzeugt werden konnte. Somit wurde die Bildgestaltung an sich als "Auftrag" vergessen, sie hatte in diesem Moment keine Bedeutung mehr, und schließlich ist auch die Angst verschwunden.

3.2.5 Maltechniken

Es gibt viele verschiedene Maltechniken, die wir in der Praxis anwenden können:

Acrylfarben lassen sich pur oder mit Wasser verdünnt hervorragend mit Strukturpasten, Naturmaterialien wie Sand oder mit Ölkreiden vermischen. Wir haben z.B. die Acrylfarben mit Sand vermischt und mit einer Spachtel auf den Keilrahmen aufgetragen.

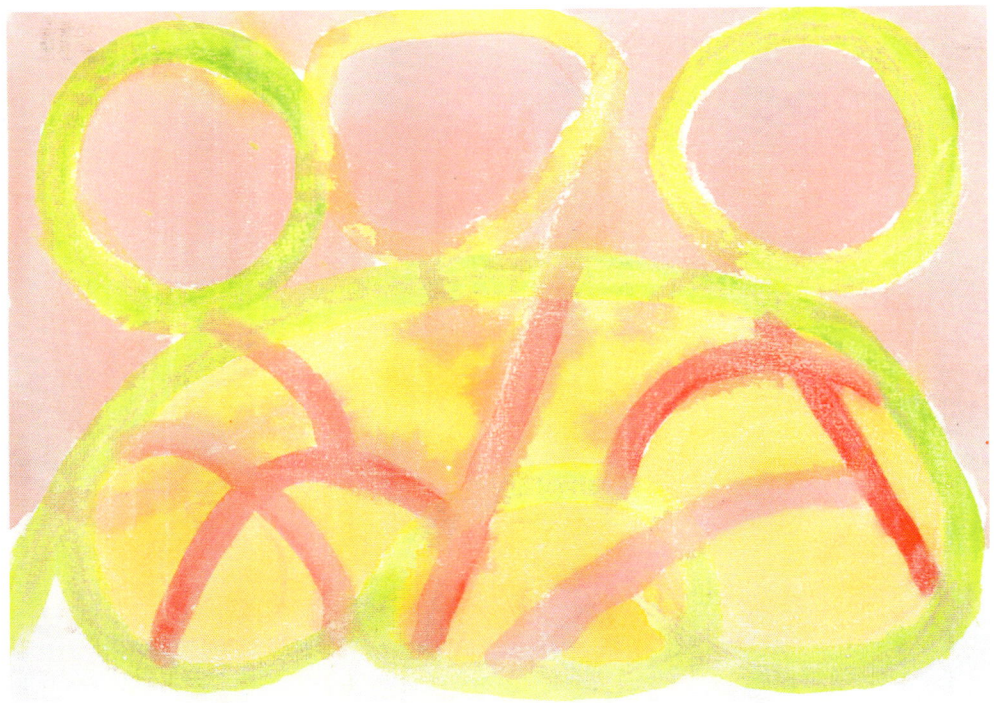

Abb. 7
Bei diesem Bild wurden Acrylfarben verwendet, die mit Wasser verdünnt worden waren. Die Farbe wurde mit einem Pinsel auf einen Leinwandblock aufgetragen. *Künstler: Adolf Vogel*

Diese Spachteltechnik gehörte neben dem Auftragen der Farben mit der Rolle zu den beliebtesten Techniken bei der Bildgestaltung. Die Farben ließen sich sehr einfach und schnell auftragen und erzielten dabei in kürzester Zeit tolle Effekte.

Zu den anspruchsvollsten Techniken gehörten Collagen. Diese Technik haben wir erst nach einem Jahr umgesetzt, als die Teilnehmer bereits genügend Erfahrung und Sicherheit gewonnen hatten, dann aber mit eindrucksvollen Ergebnissen.

Auf dieser und den folgenden Seiten finden Sie Bilder, die mit Techniken, die sich in der Betreuungsgruppe sehr gut bewährt haben, entstanden sind.

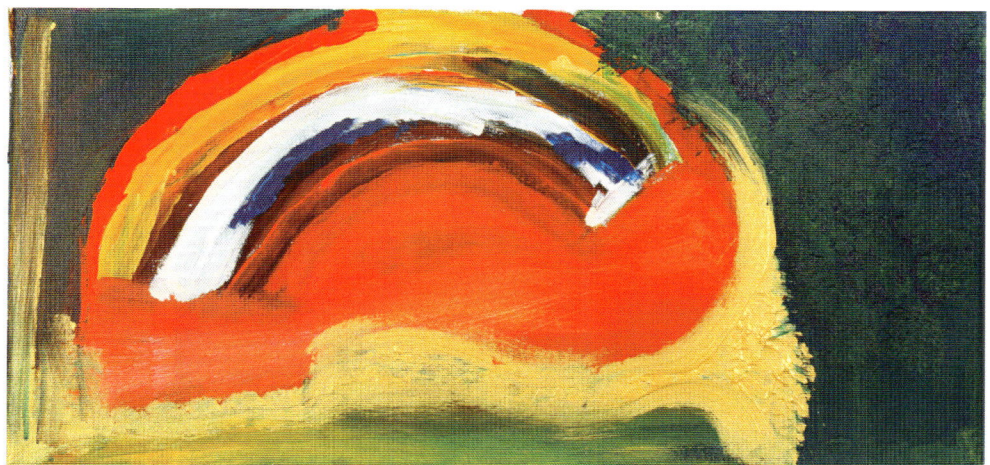

Abb. 8
Hier wurden die (Acryl-) Farben mit einem Pinsel pur auf die Leinwand aufgetragen.
Künstlerin: Elisabeth Kräußl

3.3   Klare Kommunikation

Kommunikation ist ein sehr breit gefächerter Themenbereich. Deshalb möchte ich mich in dieser Dokumentation auf die Kommunikation in der Betreuungsgruppe beschränken. Mein Ziel ist es, Ihnen an dieser Stelle zu erklären, wie ich es mit Hilfe der entsprechenden Kommunikation geschafft habe, das Malprojekt in Angriff zu nehmen und somit auch die Barriere, ein Bild zu gestalten, überwunden habe.

Bei meiner ersten Begegnung mit der Gruppe hatte ich das Gefühl bekommen, dass die Teilnehmer nicht verstanden, was ich sagte. Nach jedem Satz schauten mich alle mit großen Augen fragend an. Ich musste komplett umdenken, um mich verständlich machen zu können. Also stellte ich mir vor, sie hätten eine Sprache gelernt, aber lange Zeit nicht benutzt und somit die einzelnen Vokabeln im Laufe der Zeit vergessen. Ich spräche für sie eine Sprache, in der sie die Bedeutung der einzelnen Wörter nicht immer erkennen und damit auch nicht immer verstehen könnten. Durch meine Gestik und Mimik könnten sie so vielleicht den Kontext erkennen, aber sie seien sich trotzdem nicht sicher, ob es wirklich das sei, was ich sagen wollte.

Bei meinem zweiten Versuch berief ich mich bildhaft auf bekannte Alltagssituationen und verknüpfte diese mit der tatsächlichen Beschäftigung, der Bildgestaltung. Denn aus der Biografie wusste ich, dass die Betroffenen exzellente Handwerker oder

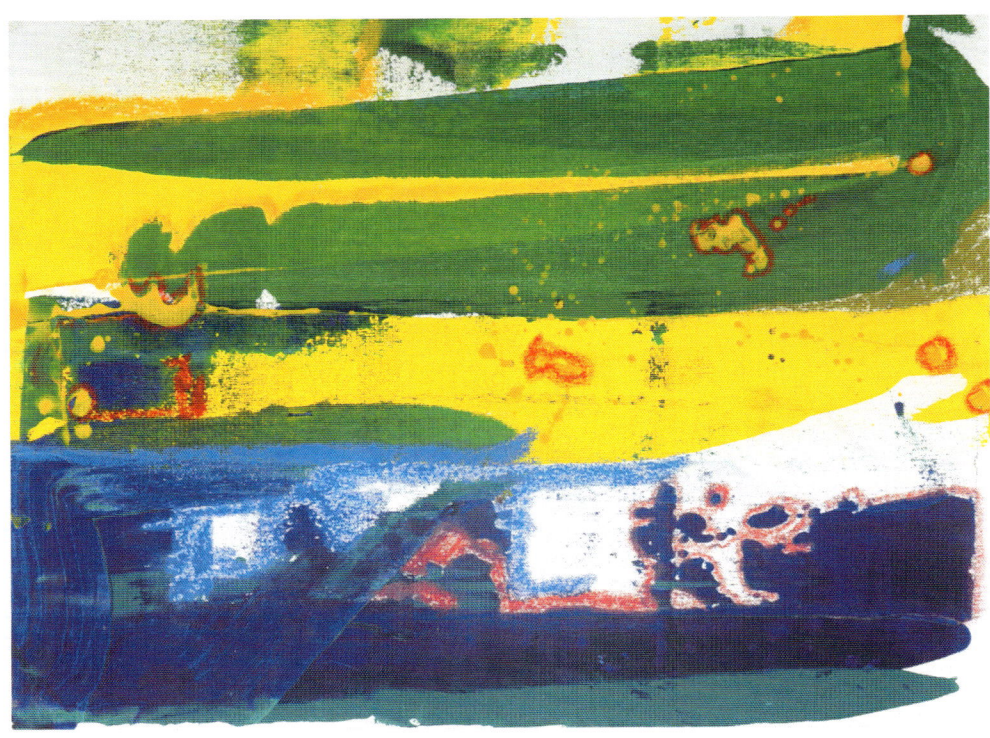

Abb. 9
Dieses Bild ist mit Auftropftechnik, dem so genannten „Dripping" gemacht worden. Die Acrylfarbe wurde direkt aus der Flasche auf den Malkarton aufgetragen. Es sind kleine Tropfen entstanden, die mit einer Spachtel in unterschiedliche Richtungen verteilt worden sind. Kleine Elemente wurden mit Ölkreide umrahmt. *Künstler: Helmut Haas*

Hausmänner bzw. Hausfrauen waren.

Statt "*Wir malen jetzt ein Bild!*" zu sagen, habe ich ein Beispiel gewählt, das direkten Bezug zur Lebens- und Erfahrungswelt der Teilnehmer hatte. Gleichzeitig begannen wir mit der Arbeit an dem Bild.

Bei Männern: "*Stellen Sie sich vor, Ihr weißer Keilrahmen ist eine weiße Wand mit lauter Löchern, die Farbe ist unsere Spachtelmasse und unsere Aufgabe ist es, alle Löcher zuzuspachteln. Eine Wand mit Löchern sieht schrecklich aus, ich kann das alleine nicht machen, dazu brauche ich Ihre Unterstützung, Sie haben viel mehr Erfahrung als ich!*".

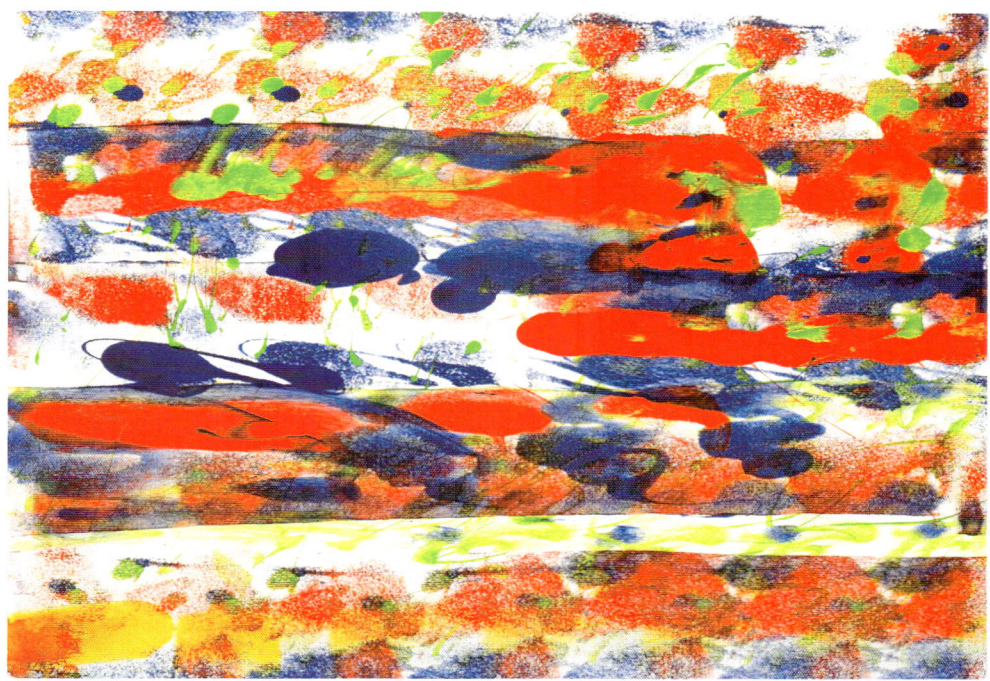

Abb. 10
Auch in diesem Fall wurde die Dripping-Technik verwendet, die Farben wurden jedoch mit einer Schwammrolle verteilt. *Künstlerin: Hildegard König*

Parallel zu den Erläuterungen habe ich die Vorgehensweise auf einem Keilrahmen demonstriert. Die Kombination aus **Sagen und Tun** - also Erläuterung und Vorführung - hat die Aufgabe deutlich gemacht, und diese wurde von den Teilnehmern als Handwerksauftrag wahrgenommen und nicht als künstlerisches Gestalten an sich.

Bei Frauen habe ich eine „kulinarische Sprache" verwendet. Um zu erreichen, dass aus Acrylfarben unterschiedliche Tropfen auf dem Keilrahmen entstehen (Auftropftechnik "Dripping") bat ich die Teilnehmerinnen um Mithilfe: *"Wir müssen heute schöne Spätzle machen. Ich bin keine gute Hausfrau, heute bekommt man nur fertige Produkte. Die jungen Frauen lernen heute kaum, wie man kochen soll. Ich brauche Ihre Unterstützung, ich weiß nicht, wie die Spätzle gehen. Wissen Sie, wie kleine Spätzle aussehen?"* Oder: *"Stellen sie sich vor, Ihre Farbe in der Flasche ist Ihr Teig und die weiße Fläche des Malkartons, der vor Ihnen liegt, ist der Topf mit Wasser. Aus der Flasche versuche ich, feine Spätzle machen. Können Sie sich erinnern, wie man die Spätzle macht?"*

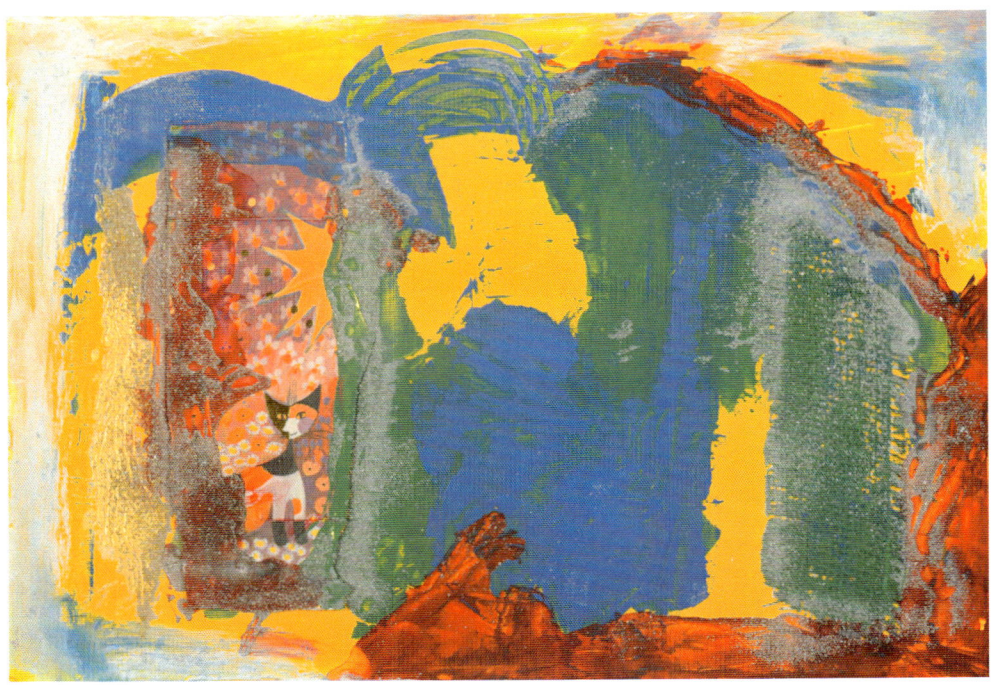

Abb. 11
Diese Collage setzt sich aus vielen Elementen, Acrylfarbe, Spachteltechnik, Netz, Foto-
papier und Sand zusammen. *Künstlerin: Hildegard Kräußl*

Fast alle wussten, wie kleine Spätzle aussehen: So war der erste Schritt in Richtung
Bildgestaltung geschafft. Um die Farben mit der Spachtel zu vermischen, habe ich
anstatt einer richtigen Spachtel ein Plastikmesser genommen und erneut eine Aufgabe
auf andere Art und Weise vermittelt. Die Tropfen auf der Arbeitsfläche waren keine
Spätzle mehr, sondern Butter: "*Unsere Tropfen sind Butter, unser weißer Malkarton
ist Brot, und jetzt schmieren wir die Butterbrote!*" Erstaunlich war zu sehen, wie
schnell die Brote geschmiert waren, wie gut und sorgfältig die Aufgabe durchgeführt
wurde.

Auch hier wurden so der eigentliche Auftrag, die Bildgestaltung und zugleich die damit möglicherweise verbundenen Befürchtungen vergessen.

In manchen Sitzungen wollte ich die Teilnehmer nur zu Handbewegungen anregen, um
einfache Linien zu erzeugen. Dazu benutzte ich Ölkreiden. Um Linien zu erreichen, die
natürlichen Bewegungen gleichen, habe ich z.B. eine Biene mit entsprechenden

74

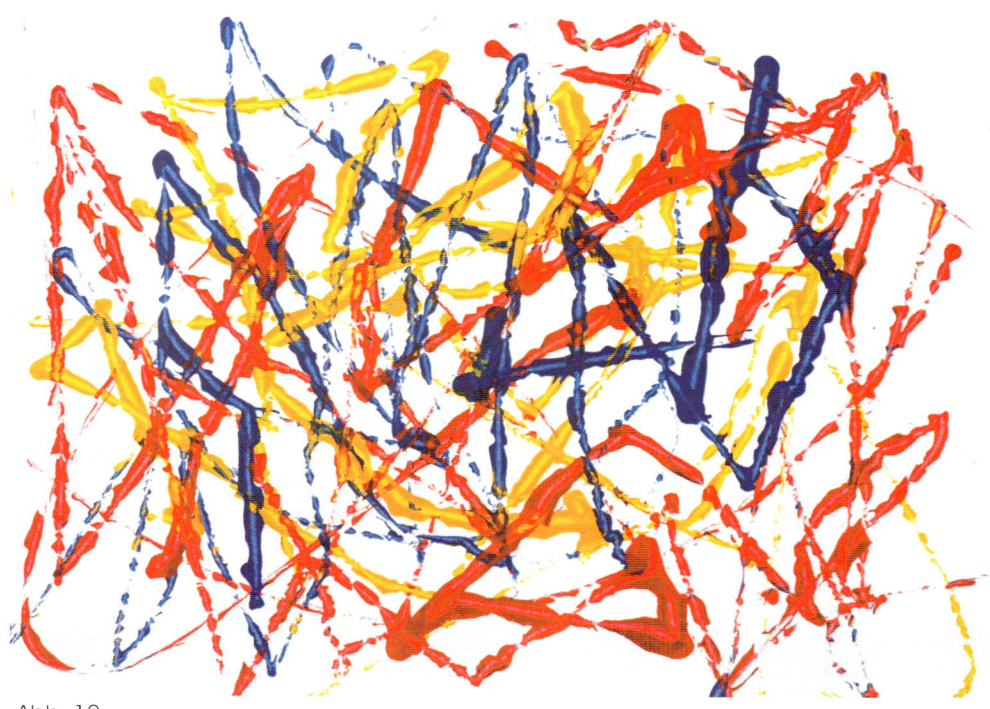

Abb. 12
Murmeltechnik: Hier wurden die Glasperlen in Acrylfarbe eingetaucht und auf den festen Malkarton gerollt. *Künstlerin: Elisabeth Matthes*

Geräuschen nachgeahmt. Parallel dazu habe ich die Bewegungen auf dem Malkarton demonstriert. Auch hier wurde das Prinzip "***Sagen und Tun***" angewandt:

"*Jeder nimmt bitte eine Ölkreide in die Hand. Meine Hand und meine Kreide sind eine Biene und die Biene fliegt nach oben, nach unten, sie fliegt schnell und jetzt langsam. Ihre Hand und Ihre Ölkreide sind auch eine Biene und sie fliegt wie meine nach oben und unten, auf die eine Seite und auf die andere Seite!*"

Durch diese Bewegungen entstehen sehr schöne Flächen, die man vielfältig ausmalen kann. Dieses Ausmalen kann man beliebig gestalten, nach Farbtönen oder Mustern. Es erinnert an Mandalas, hat aber einen „erwachsenen" und zugleich individuellen Charakter, denn bei jedem Teilnehmer entsteht etwas Anderes.

Manche Helferinnen, die die Biografie des Betroffenen gut kannten, haben auch eigene Ideen hinsichtlich der kreativen Gestaltung mit eingebracht. Wenn die Motivation

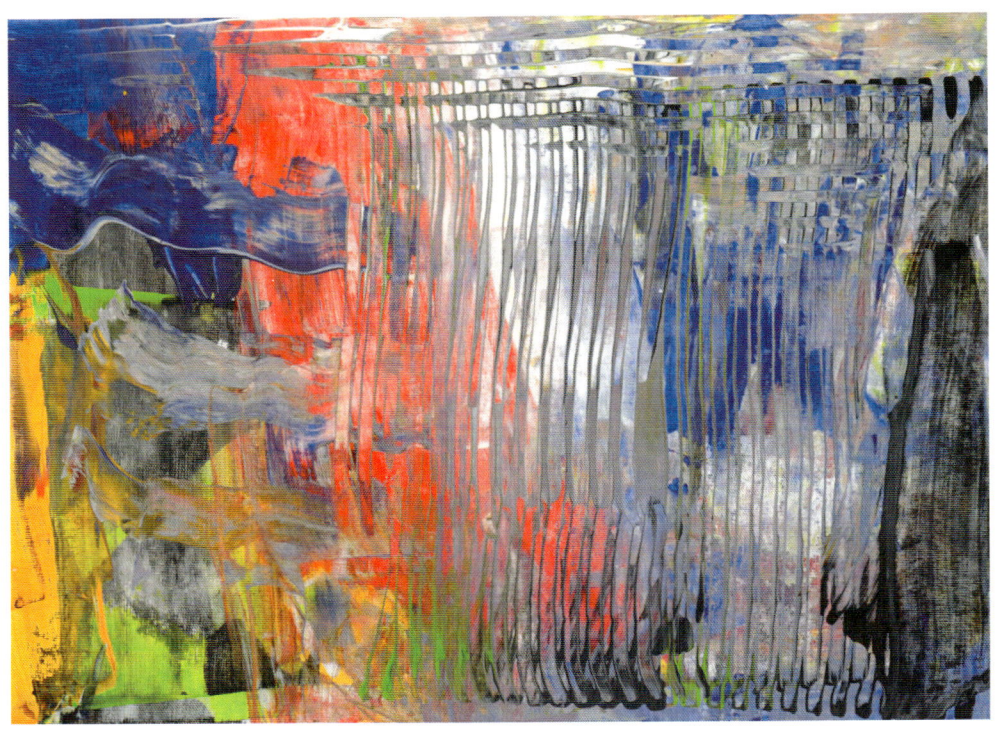

Abb. 13
Bei diesem Bild wurde die Spachteltechnik (verschiedene Kammbreiten) angewandt.
Künstlerin: Agnes Meier

gering war oder sogar ganz fehlte, weil sich die Person in dem Augenblick nicht besonders gut fühlte, wurde eine lieb gewonnene Beschäftigung aus früheren Zeiten genannt, wie z.B. "*Frau D., das ist unsere Steuererklärung!*" oder „*Wir machen heute unsere Bilanz!*". Bei solchen Aussagen lachte die Betroffene und machte sich schnell ans Werk - die Motivation, den ersten Schritt zu machen, war geweckt.

Lob, Wertschätzung und Anerkennung sind elementare Bestandteile in der Kommunikation bei demenzkranken Menschen. Sie stärken das Selbstwertgefühl, wecken das Vertrauen in die eigenen Fähigkeiten und Fertigkeiten und bauen ein positives Selbstbild auf. Allerdings ist Lob nicht gleich Lob! Allgemeine Ausführungen wie „schön" oder „toll" reichen nicht aus. Bei Demenzkranken wie auch bei gesunden Menschen haben diese wenig Wirkung, man kann fast sagen, dass sie oft das Gegenteil erreichen, denn sie wirken oberflächlich und kommen in vielen Fällen nicht an.

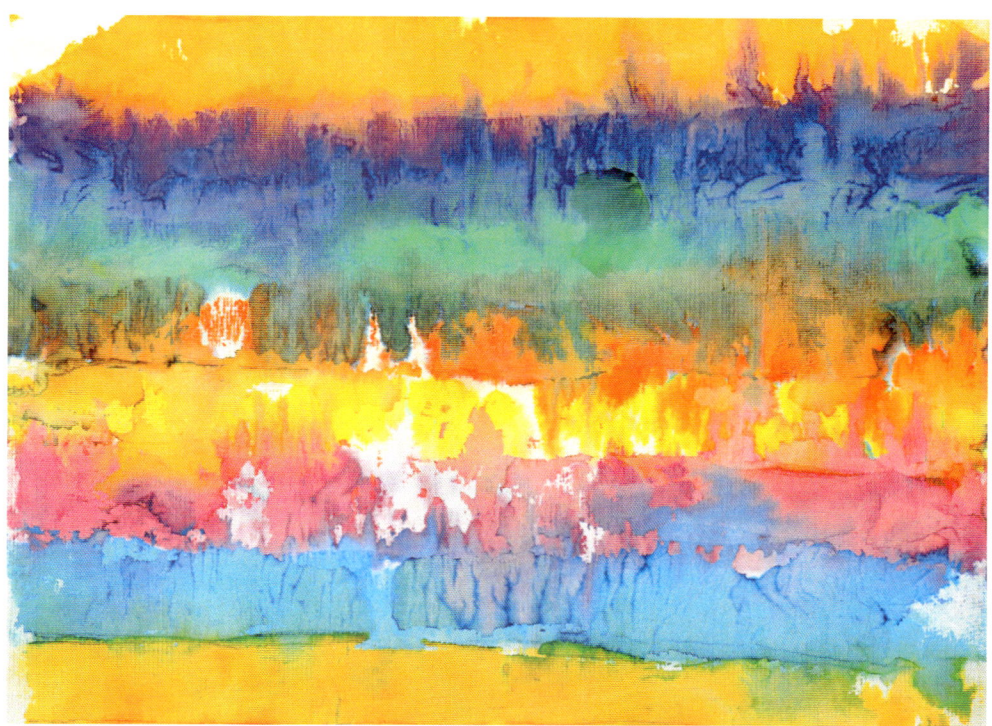

Abb. 14
Nass-in-nass-Technik. Auf einen nassen Karton wurde Krepppapier in verschiedenen Farben aufgeklebt. *Künstlerin: Hildegard König*

Stellen Sie sich vor, Sie hätten wochenlang an einem Projekt gearbeitet, diese Arbeit hätte sehr viel Kraft und Zeit gekostet und die Ziele seien wirklich sehr schwer zu erreichen gewesen. Sie hatten aber Erfolg, Sie beendeten Ihr Projekt hervorragend. Wenn dann Ihr Chef kommt und nur beiläufig zu Ihnen sagt: "*Ja, Herr S., das ist schön!*" Wie nehmen Sie so ein Lob an? Kommt dies wirklich bei Ihnen an? Ist Ihre Arbeit in dieser Form wirklich gelobt worden? Drückt diese Aussage tatsächlich aus, dass sich Ihr Chef mit Ihrem Projekt befasst und auseinandergesetzt hat?

In unserem Kontext müssen wir uns fragen: "*Wie wird solch eine Aussage empfunden?*" und "*Was bedeutet dies für einen demenzkranken Menschen, der sich nicht aus eigener Kraft aufbauen kann?*". Wenn wir (Demenzkranke) loben, müssen wir genau beschreiben, was wir toll finden. Wir sollen authentisch und echt wirken, dabei müssen wir auf unsere Körpersprache achten: auf Augenhöhe mit dem Betroffenen gehen,

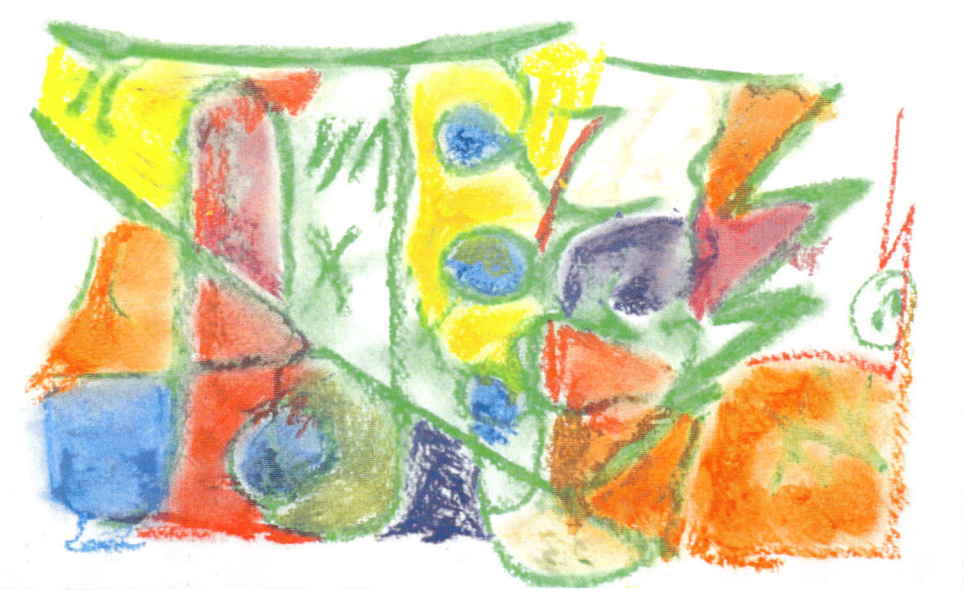

Abb. 15
Ölkreide: Es wurden ganz einfache Linien gezeichnet und die Flächen ausgemalt. Die Farben wurden mit dem Finger verwischt, das Bild erreicht dadurch eine besondere Tiefe und Intensität. *Künstler Manfred Tscherbner*

Blickkontakt halten, ihn mit seinem Namen ansprechen, um seine volle Aufmerksamkeit zu gewinnen und mit ruhiger Stimme sagen, was uns besonders gut gefällt.

Dies könnte zum Beispiel so klingen: *"Herr T., Sie haben heute besondere Farben ausgewählt, das Rot und das Gelb neben dem Grün gefallen mir sehr gut. Ihre Farben auf dem grünen Hintergrund leuchten richtig, das macht das Bild so lebendig. Sie haben das großartig gemacht, ich bin sehr stolz auf Sie!"*

Was bedeutet eine derartige Aussage für den Betroffenen? Sie ist ein Ausdruck von: *"Ich nehme deine Arbeit wahr! Ich nehme sie ernst! Ich betrachte sie genau! Ich schätze deine Anstrengung! Ich setze mich mit deiner Arbeit auseinander!"*

Damit gelingt es die versteckten Ressourcen aufzudecken, die noch vorhanden sind. Der Betroffene erlebt die Situation sehr positiv, für ihn ist diese Art der Wertschätzung sehr angenehm und erzeugt in ihm die Motivation aktiv zu sein, weiter zu machen. Das Lob wird verstanden als: *"Meine Arbeit gefällt dem anderem, er schätzt sie!*". Ganz entscheidend ist gerade bei diesem Personenkreis, der das ganze Leben lang hart gearbeitet und viel geleistet hat, wenn eine Beschäftigung das Gefühl vermitteln kann:"*Das was ich mache, ist gut!*" und das Lob dafür ausdrückt, *"Ich werde gebraucht!*".

3.4 Entscheidungsprobleme überwachen

Damit die Arbeit gut gelingen und stressfrei verlaufen kann, müssen wir die einzelnen Schritte gut planen und vorbereiten. Weniger ist mehr - diese Aussage bezieht sich auch auf das Angebot von Materialien. Wenn ich einfach einen Behälter mit Spachtel, Pinsel und Walzen vor den Teilnehmer hinstelle, dann muss ich damit rechnen, dass er Probleme bekommen wird, das richtige Werkzeug auszuwählen. Der Umfang des Angebotes kann erdrücken und Angst auslösen: „*O Gott, was haben die heute vor?*"

Dies bedeutet, wenn ich weiß, welche Technik ich verwenden werde, lege ich nur diese Materialien bereit. Jeder Teilnehmer hat seinen Platz und wenn er kommt, liegen die notwendigen Utensilien schon wohl geordnet neben dem Malkarton.

Ganz anders gehe ich mit den Farben vor, denn es ist von essenzieller Bedeutung, dass die Betroffenen ihre Farben möglichst selbstständig auswählen, also genau diejenigen Farbtöne aussuchen können, die sie in diesem Moment ansprechen. Wenn Sie fragen: "*Frau A., welche Farbe möchten Sie heute haben: die grüne, die gelbe und die blaue?*" kann es passieren, dass Sie keine Antwort bekommen, weil die Betroffene nicht mehr weiß, was grün oder blau ist. Dann entsteht eine unangenehme Situation für die Teilnehmerin, weil sie durch die Fragestellung unvermittelt ihre Defizite wahrnehmen kann. Wir als Betreuer müssen deshalb alles daran setzen, bereits von vornherein mögliche Konsequenzen des Gesagten zu bedenken, um solche negativen Assoziationen und Erlebnisse zu vermeiden.

Für die Farbauswahl ist es folglich günstiger, die verschiedenen Tuben, Töpfchen oder Flaschen einfach in einer Reihe auf dem Tisch aufzustellen. Bei der Vermittlung bin ich wieder von einer fremden Sprache ausgegangen, habe mit der Hand auf einzelne Farben gezeigt und gemeint: "*Frau S., wir haben heute so eine schöne Auswahl an Farben, suchen Sie sich zwei Farben aus! Diese? Oder die da? Welche Farbe lacht Sie heute am meisten an? Nehmen Sie doch einfach die, die Ihnen am besten gefällt!*"

Viele Betroffenen sind mit Entscheidungen überfordert, und so kann auch die Auswahl von Farben ein Problem darstellen, weil sie nicht wissen, welche Farbe sie wählen möchten oder weil sie nicht wissen, wie viele sie nehmen sollen. Daher ist es wichtig, die Anzahl der Farbtöne auf zwei oder drei zu beschränken und vor allem bei der Auswahl der Farben Zeit zu lassen. Kann sich die Person gar nicht entscheiden, so können wir helfen, den ersten Schritt zu machen, indem wir z.B. sagen *"Als Allererstes könnten wir doch die Farbe Ihres Pullovers nehmen - das ist Blau! Was halten Sie davon, Frau S.?"*

In der Praxis habe ich oft erlebt, dass derartige Hilfestellungen für die Betroffenen eine Erleichterung darstellten und sehr gerne angenommen wurden. Die Erfahrungen haben gezeigt, dass die Folgeentscheidung wesentlich leichter umgesetzt werden konnte, nachdem der erste Schritt getan und - wie in diesem Fall - die blaue Farbe des Pullovers gewählt worden war.

3.5   Begleitung durch Musik

Kreative Gestaltung in Einzelsettings oder Kleingruppen kann durch begleitende Musik noch intensiviert werden. Die Musik hat bei vielen Teilnehmern eine entspannende Wirkung gezeigt. Obwohl Volkslieder sehr beliebt sind und immer gut ankommen, habe ich bei der gestalterischen Arbeit stattdessen ganz bewusst meditative Stücke ausgewählt und als Hintergrundmusik verwendet, weil sie eine größere Konzentration ermöglichen und für mehr Ruhe sorgen. Bei Volksliedern besteht die Gefahr, dass die Künstler sich mehr auf das Singen konzentrieren als auf das Malen. Beim Singen von Volksliedern tauchen sie in eine völlig andere Welt ein, die Bildgestaltung hat dort keinen Platz mehr.

4   Bildgestaltung als ressourcenorientierte Beschäftigung bei Menschen mit Demenzerkrankung

Bei den Ressourcen unterscheiden wir materielle von immateriellen. Immaterielle Ressourcen sind etwa innere Potenziale eines Menschen und betreffen z.B. Fähigkeiten, Fertigkeiten, Kenntnisse, Geschicklichkeit, Erfahrungen, Talente, Neigungen und Stärken, die oftmals gar nicht bewusst sind. Besonders bei Demenzkranken gehen die oben genannten Ressourcen im Laufe der Zeit verloren oder wurden bisher noch nicht entdeckt bzw. blieben für das Umfeld verborgen.

Diese unsichtbaren Ressourcen dienen besonders in unserer Arbeit als Kraftquelle. Bei der Arbeit mit Demenzkranken ist es wichtig, ganz gezielt verborgene Talente zu entdecken, hervorzuheben und zu festigen. In unserem Projekt war dies die Bildgestaltung: Im Malen abstrakter Bilder haben wir ein besonderes Potenzial entdeckt und mittels regelmäßige Wiederholung kontinuierlich gefestigt.

Warum sind Ressourcen so wichtig?

Ressourcen helfen die täglichen Herausforderungen des Lebens zu meistern, und das hält uns Menschen alle gesund, stärkt unser Selbstwertgefühl und baut ein positives Selbstbild auf. Demenzkranke Menschen - gerade in den ersten Phasen der Erkrankung - erleben über einen längeren Zeitraum sehr stark ihre eigenen Defizite. Die im Leben gewonnenen vertrauten Fertigkeiten und Fähigkeiten gehen verloren. Die Betroffenen spüren immer weniger Autonomie und verlieren zunehmend die eigene Identität. Dieser Zustand ist für viele Betroffene sehr deprimierend, er macht sie traurig und wütend. Viele Erkrankte fühlen sie sich dadurch wertlos und verloren, sie ziehen sich aus unserem gesellschaftlichen Miteinander immer mehr in die eigene traurige Welt der Isolation zurück.

Es ist wichtig, dass wir den Kreislauf von Rückzug und Vereinsamung möglichst schnell unterbrechen und neue Wege aufzeigen. Das können wir erreichen, indem wir versuchen, die individuellen Ressourcen zu aktivieren.

Bemerkt der Demenzkranke seine positiven Seiten, seine verborgenen Talente, Fertigkeiten und Fähigkeiten, z.B. durch adäquate Kommunikation, Beschäftigung oder Erinnerungsarbeit, so haben wir eine große Chance, sein Selbstwertgefühl zu stärken. Diese Suche nach Ressourcen kann man mit einer Schatzsuche vergleichen. Die Betroffenen können die verborgenen Talente selbstständig nicht finden, sie benötigen deshalb eine Karte oder einen Gefährten - die aktive Unterstützung durch uns Betreuer.

Mit der Bildgestaltung haben wir solch ein verborgenes Talent gefunden. Jedes Bild hat eine große Bedeutung, ist einzigartig und mit sehr viel Arbeit und Mühe verbunden. Nach meinen Beobachtungen war das positive Feedback der Angehörigen elementar. Nach jeder Sitzung haben wir die Bilder der Gruppe sowie den Angehörigen präsentiert. Die begeisterten Blicke sagten mehr als tausend Worte. Doch auch die mit Worten ausgedrückte Begeisterung war immens: *"Wunderbar, so ein Bild würde ich sofort in meinem Wohnzimmer aufhängen!"* oder *"Das hat mein Mann gemalt? Das kann ich gar nicht glauben! Er hat nie im Leben gemalt! Ich bin sprachlos, so etwas schaffe ich nie!"*

Diese und andere positive Bewertungen führten dazu, dass sich die Betroffenen als etwas ganz Besonderes gefühlt haben. Nicht nur die Tatsache, dass sie selbstständig gemalt hatten, sondern auch die positive Rückmeldung von außen und die enorme Begeisterung haben das Selbstwertgefühl sehr gestärkt.

Der Höhepunkt war unsere Kunstausstellung im Mai 2009 im Foyer der Sparkasse Ingolstadt. Bei der Vernissage haben wir deshalb alle unsere Künstler auf besondere Art und Weise geehrt.

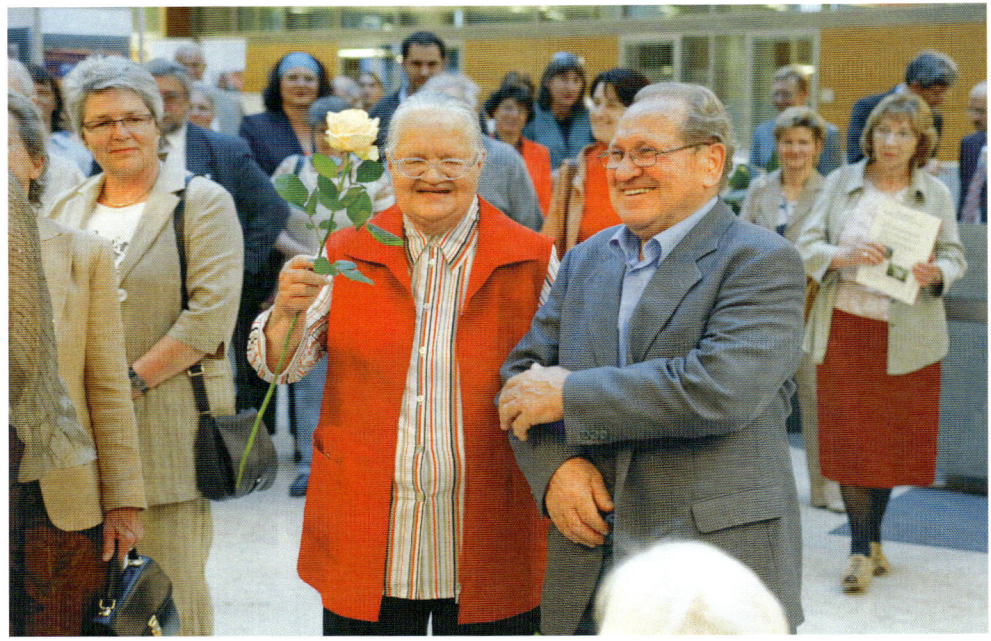

Abb. 16
Impressionen von der Vernissage der Kunstausstellung im Foyer der Sparkasse Ingolstadt. Frau Sichert, eine der Künstlerinnen, freut sich mit ihrem Mann gemeinsam über den Erfolg der Bilder.

Welch ein Unterschied: Am Anfang des Projektes fühlten sich die Betroffenen oft verloren und wertlos. Durch die Aufnahme in der Gruppe und die kreative Beschäftigung haben sie nach und nach ihr Selbstwertgefühl wieder gefunden - an diesem Tag standen sie im Mittelpunkt!

Es wäre sehr schön, wenn unsere Künstler nicht nur in der Gruppe, sondern auch zu Hause malen würden, um ihr Talent weiter zu stärken.

82

5   Möglichkeiten und Erfolge der Bildgestaltung

Durch die Bildgestaltung können wir Menschen auf unterschiedliche Art und Weise fördern. Bei Demenzkranken wird durch unterschiedliche Bewegungen und Arbeitsmaterialien die Fein- und Grobmotorik gestärkt. Hier ist es wichtig, die vorhandenen Fähigkeiten zu stabilisieren und nicht die verlorenen Fertigkeiten wieder in das Bewusstsein zu rücken. In der Praxis heißt das: Wenn Feinarbeit nicht mehr ausgeführt werden kann, sondern nur noch grobmotorisches Arbeiten möglich ist, so ist das in Ordnung und sollte gepflegt werden. Barbara Romero hat die Ressourcenorientierung in der Beschäftigung Demenzkranker in einem Vortrag treffend formuliert:

"Nicht das kranke Bein behandeln, sondern das gesunde Bein!"

Das Malen in der Gruppe fördert die sozialen Kompetenzen. Wenn am Ende einer Sitzung eine Bildbesprechung erfolgte, erlebte ich immer eine positive Atmosphäre. Alle Teilnehmer bedachten sich gegenseitig mit Wertschätzung, Lob und Anerkennung. In der Runde wurden keine kritischen Bewertungen ausgesprochen. Auf diese Art und Weise haben sich die Betroffenen gegenseitig positiv aufgebaut. Es war ein Geben und Nehmen, das den Teilnehmern Gefühle vermittelte wie: *"Ich werde gebraucht!"*, *"Was ich mache, gefällt den anderen. Es ist toll!"*, oder *"Ich bin nicht alleine, ich gehöre auch dazu!"*.

Die Bildgestaltung hat auch eine beruhigende Wirkung. Mit sämtlichen Bewegungen - groß, klein, schnell, langsam - transportieren wir unsere Energie von innen nach außen. Die Empfindungen können dabei ganz unterschiedlich sein. In der Praxis habe ich bei den aktiven Betroffenen häufig einen inneren Ausgleich gespürt, sie wirkten im Laufe der Sitzung ruhiger und konzentrierter (vgl. Fokussierung der Aufmerksamkeit nach Montessori). Zu Beginn jeder Stunde waren die Teilnehmer noch extrovertiert, mit der Zeit rückten die Gespräche mehr und mehr in den Hintergrund und das Malen, die Bewegungen und das Experimentieren gewannen zunehmend die Oberhand. Wenn man dies als Außenstehender beobachtet, hat man das Gefühl, die Betroffenen sind völlig in ihre Tätigkeit versunken.

Bei einer Teilnehmerin habe ich häufig eine „positive Erschöpfung" erlebt. Sie malte sehr gerne und war bei der Arbeit immer sehr schnell. Zwischendurch machte sie einfach eine Pause und ist in der Regel für zehn Minuten eingeschlafen, nach dem Aufwachen war sie erholt und malte wieder weiter.

Bei der Bildgestaltung werden innere Prozesse in Gang gesetzt, durch die plötzlich

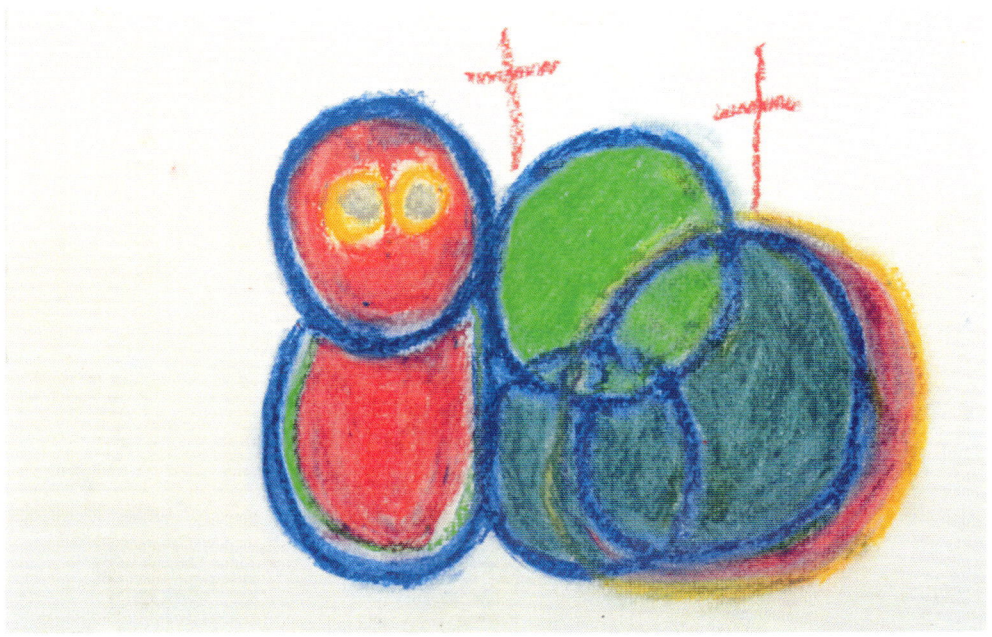

Abb. 17
"Wie fliegt eine Biene?" war die Aufgabenstellung bei diesem Bild. Die abstrakten bunten Kreise und Flächen wurden nachträglich mit den beiden Kreuzen versehen.
Künstlerin: Agnes Meier

Frau Meier zeichnete erst selbstständig die blauen Kreise und malte sie aus. Als sie mit dem Ausmalen fertig war, setzte sie sich aufrecht auf ihren Stuhl und beobachtete ruhig die anderen Gruppenmitglieder. Ich stand nahe bei ihr und dachte, Frau Meier sei mit ihrem Bild bereits fertig. Nach ca. zehn Minuten beugte sie sich erneut nach vorne - in Richtung der Ölkreide-, nahm die Farbe Lila und malte zwei Kreuze dazu.

In meiner Arbeit erlebte ich zum ersten Mal, dass ein Teilnehmer nach der Beendigung der Arbeit erneut begann zu zeichnen. Völlig unklar war mir die Bedeutung der beiden Kreuze. Das Bild war für mich sehr geheimnisvoll, ich stellte mir immer wieder die Frage: *"Was könnte das sein?"*, *"Welche Botschaft verbirgt sich dahinter?"*. Ich hatte das Bedürfnis und den Wunsch, es herauszufinden.

Der erste Gedanke war: Frau Meier setzte sich mit dem Tod auseinander und denkt vielleicht an das Sterben. Diese Ansicht war für mich nicht konkret fassbar, denn ein Kreuz konnte so viel bedeuten, ich begann deshalb, das Bild genau zu betrachten.

84

Erinnerungen, Erlebnisse, Gefühle und Emotionen geweckt und präsent werden. Durch das Malen können wir subjektive Empfindungen unbewusst transportieren. Wir kommunizieren nonverbal: Das Bild ist unser Medium, um Gefühle, wie Wut, Glück, Trauer etc. zu äußern und auszudrücken.

An dieser Stelle möchte ich betonen, dass diese Art der Kommunikation auch tatsächlich erfolgreich sein kann: Gerade bei Demenzpatienten ist es schwierig zu erkennen, um welche Botschaft es sich handeln könnte, da der Betroffene oft durch kognitive Störungen die eigene Gefühlswelt verbal nicht ausdrücken kann. So ist er oft nicht in der Lage, bei der Bildbesprechung zu beschreiben, worum es ihm in dem Gemälde geht und was er sich dabei gedacht hat. Deshalb ist nicht jedes Werk aussagekräftig und kann bewertet werden. Es unterliegt immer der subjektiven Betrachtung und damit auch einer individuellen Interpretation.

Unsere Hauptaufgabe war, eine positive Stimmung durch leuchtende Farben hervorzurufen, das Experimentieren als Beschäftigung zu etablieren und das Malen als wichtige Ressource im Alltag zu entdecken und darin zu integrieren. Für mich war es sehr interessant, die Bilder anzuschauen und zu überlegen, was könnte es sein: eine innere Frage nach der Form, der Gestalt, der Bewegung und nicht nach dem Gefühl. Das Besondere an den abstrakten Bildern ist das Erforschen - so können wir sie immer wieder neu entdecken. Beim jedem neuen Betrachten ist dies wie eine „Reise ins unbekannte Land".

6 Kommunikation über Bilder / Medium Bild / Subjektive Betrachtungsweise

In Abschnitt 5 habe ich beschrieben, dass die Bilder von demenzkranken Menschen nicht leicht zu interpretieren sind, und wenn es geschehe, sei dies - meiner Auffassung nach - immer eine betont subjektive Wahrnehmung.

An dieser Stelle möchte ich Ihnen Bilder vorstellen, die mich besonders beeindruckt haben. Das erste Bild hat Frau Meier gemalt.

Seine Entstehung hatte eine ganz besondere Geschichte, die mich innerlich sehr bewegt hat. Die Fragestellung der Bildgestaltung war: "*Wie fliegt eine Biene?*". Wie ich schon in den vorherigen Ausführungen beschrieben habe, ging es bei der Übung um freie Handbewegungen, Bewegungen ohne vorhergehende Überlegung und Planung, sondern einfach "aus dem Bauch heraus".

Auf dem Bild ist eine Gestalt zu erkennen, die Augen hat, aber keinen Mund. Man könnte vermuten, dass diese Gestalt Frau Meier selbst ist. Frau Meier ist eher introvertiert, so hatte sie in der Gruppe bis zu diesem Zeitpunkt kaum gesprochen. Der fehlende Mund könnte daher vielleicht ein Hinweis auf eine kognitive Störung sein

In dieser Zeichnung dominieren die Farben Lila, Blau und Grün. An dem Bild haben mich immer die Lila-Elemente fasziniert. Die Farben Lila und Violett stehen für Spiritualität. Violett finden wir sehr häufig in der katholischen Kirche. Es hat mich also interessiert, ob Frau Meier überhaupt einen Bezug zur katholischen Kirche hatte. Durch die Biographiearbeit habe ich herausgefunden, dass Frau Meier sehr christlich orientiert ist und der Glaube ihr sehr viel bedeutet und hilft. Ich deute das Bild so, dass es eine Botschaft des Glaubens ist und nicht unbedingt des Sterbens. Es ist eine Botschaft des inneren Friedens verbunden mit dem christlichen Glauben und dessen Wachstum. Diese Sicht ist natürlich meine subjektive Betrachtung, meine individuelle Interpretation, die Ausführungen beziehen sich rein auf eigene Beobachtungen, unterstützt durch die Biographie der Künstlerin.

Trotzdem bin ich fest davon überzeugt, dass diese Deutung dem, was Frau Meier mit dem Bild und den verwendeten Farben ausdrücken wollte, tatsächlich entsprechen könnte. Sie werden sich fragen, warum? Nicht jeder, der einen Pullover mit violetter Farbe trägt, ist christlich oder spirituell orientiert und setzt sich damit bewusst auseinander. Menschen, die Violett tragen, können dies aus unterschiedlichsten Gründen tun, z.B. weil die Farbe gerade jetzt eine Modefarbe ist. Die Verwendung bestimmter Farben kann also ein Hinweis auf eine Assoziation sein, muss es jedoch nicht.

Ein weiterer Anhaltspunkt ist die Dynamik, die ein Bild ausstrahlt. Dazu möchte ich zwei Handzeichnungen von Frau Sichert vorstellen (vgl. Abb. 18 und 19): In den beiden Bildern können wir unglaublich viel Schwung erkennen. Beim genauen Betrachten sehen wir, dass eine Bewegung von links nach rechts vorhanden ist.

Im Allgemeinen sind alle Bilder von Frau Sichert mit unglaublich viel Energie und Temperament gekoppelt. Bei den beiden Zeichnungen hat mich besonders die Richtung von links nach rechts beeindruckt. Während des Arbeitsprozesses konnte ich immer wieder beobachten, dass Frau Sichert unglaublich schnell malte - diese Art des Arbeitens erinnerte mich fast an eine Akkordarbeit. Ich bewunderte ihren Schwung und ihre Lebendigkeit beim Malen, gleichzeitig fragte ich mich, welche Ursache es wohl dafür gäbe.

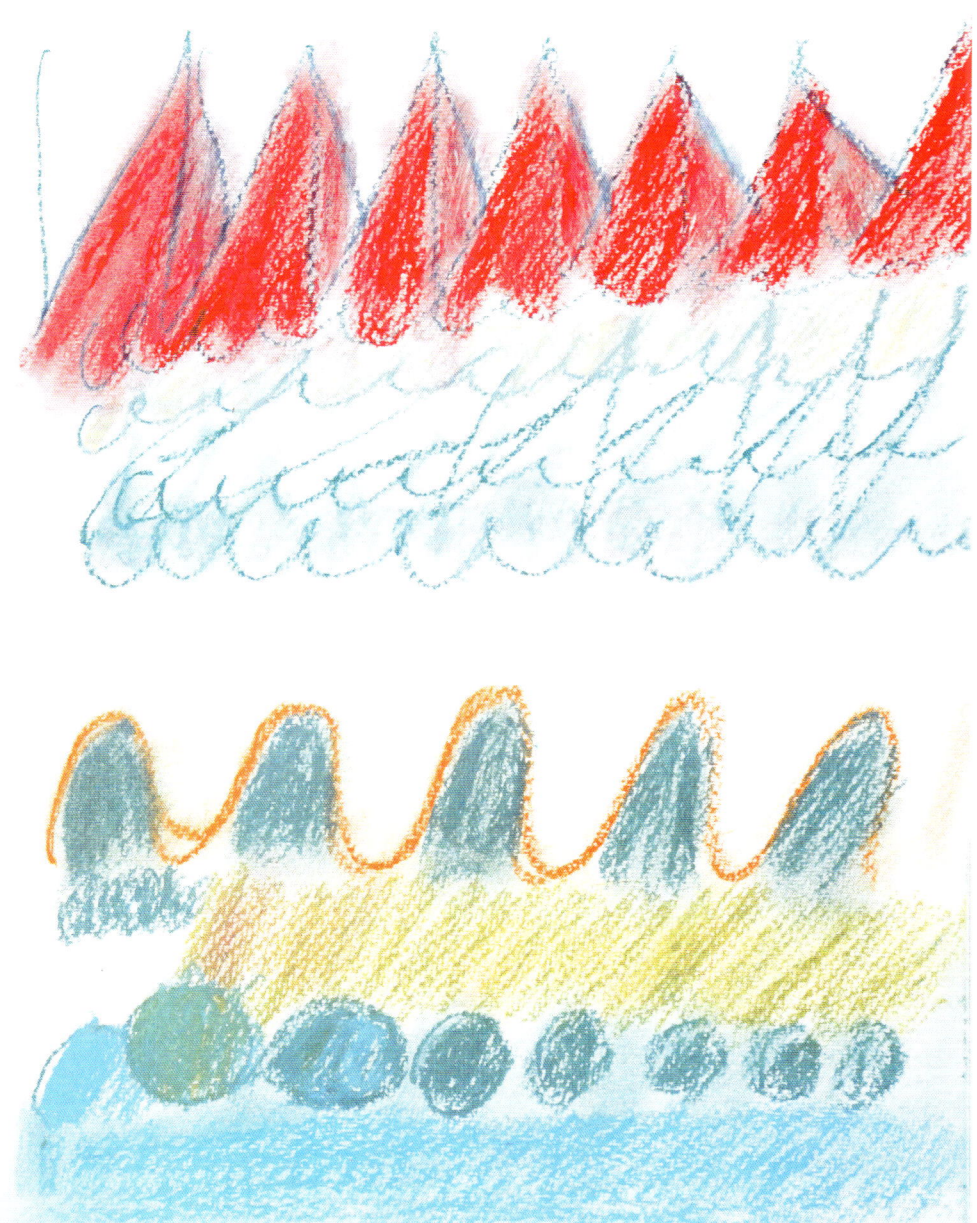

Abb. 18 und Abb. 19
Nicht nur die Wahl der Farben ist Basis für die Wirkung der Bilder, sondern auch die Dynamik der Strichführung. *Künstlerin: Anna Sichert*

Mithilfe der Biographiearbeit begann ich erneut nachzuforschen, was Frau Sichert von Beruf gewesen war, was sie früher gemacht hatte. Ich habe herausgefunden, dass ihr eine Gaststätte gehört hatte, ihr Bereich war die Organisation der Küche gewesen, jeden Tag hatte sie unglaublich viele Mahlzeiten zubereitet und serviert. Ich stelle mir den Tagesablauf sehr stressig vor, sie musste ständig in Bewegung gewesen sein. Bei der Bildgestaltung können wir ihre Arbeitshaltung und -geschwindigkeit wiedererkennen, frei nach dem Motto: *„Schnell, voran! Das Nächste bitte! Wir haben keine Zeit, die Gäste wollen ihr Essen, die warten nicht!"* - wie es eben in der Küche einer größeren Gaststätte so üblich ist.

Ein weiteres Bild, das ich Ihnen vorstellen möchte, stammt von Frau Dexheimer.

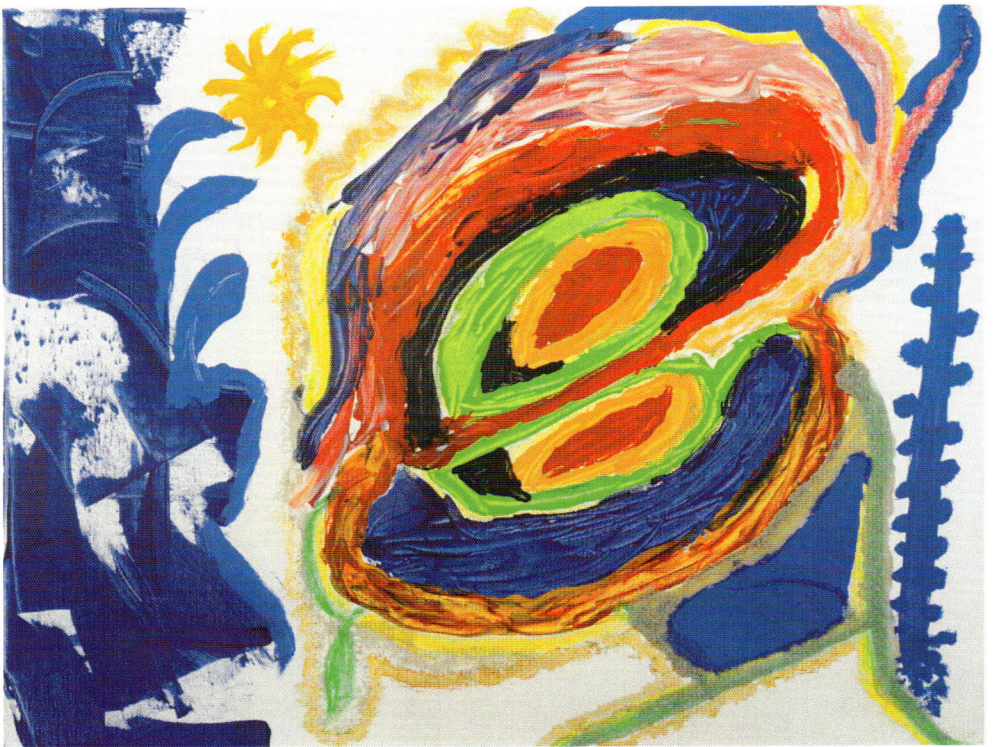

Abb. 20
Natürlich geben auch inhaltliche Aspekte eine Basis für Rezeption ab. Obwohl abstrakt und nicht gegenständlich gearbeitet wurde, ruft das Bild sofort die Assoziation eines halbierten Apfels hervor - einer Lieblingsfrucht der Teilnehmerin.
Künstlerin: Maria Dexheimer

Hier vermute ich als Motiv die unbewusste Übertragung von Vorlieben. Das Bild entstand aus freien Bewegungen mit der Ölkreide. Zunächst wurden unterschiedliche Linien gezeichnet und danach die entstandenen Flächen mit Acrylfarbe ausgemalt. Beim Betrachten sah ich plötzlich in diesem Gemälde einen halbierten Apfel. Das Außergewöhnliche dieses Bildes wird offensichtlich, wenn man eine von Frau Dexheimers Vorlieben kennt: jedes Mal, wenn sie unsere Betreuungsgruppe "Atempause" besucht, bringt sie einen Apfel mit, denn sie mag Äpfel sehr gern. Bei dieser Gestaltung ist - in doppeltem Sinne aus dem Bauch heraus - durch Zufall ein Apfel entstanden. Für mich symbolisiert dies einen intuitiven Ausdruck ihrer Vorliebe für diese Obstsorte.

Eine Besonderheit unserer Bilder ist, dass sie keinen Titel und keinen Namen tragen. Dies ist beabsichtigt und hat auch seinen Grund. Wir wollten erreichen, dass jeder Akteur auf seine eigene Art und Weise die Faszination der Werke selbst entdeckt. Wenn Bilder Namen tragen, geben wir gleichzeitig mit diesem Namen eine Richtung vor, die die subjektive Wahrnehmung des Betrachters einschränkt. Die freie Entfaltung unserer Phantasie und die Möglichkeit, in dem jeweiligen Bild immer wieder neue Details zu entdecken, würden behindert - sie wären "begrenzt". Das jedoch wäre sehr schade.

Unsere Gemälde und Zeichnungen bieten Ihnen deshalb die Chance, sie immer wieder neu zu erforschen. So können Sie sich bei jedem Betrachten wieder auf eine neue "Reise ins unbekannte Land" begeben.

7 Literaturverzeichnis

Ganß, Michael und Linder, Matthias (Hrsg.) (2004) *"Kunsttherapie mit demenzkranken Menschen"*, Dokumentation des Symposiums "KunstTherapie in der Altenarbeit - künstlerische Arbeit mit Demenzerkrankten", Mabuse Verlag.

Kraus, Werner (Hrsg.) (2007): *"Die Heilkraft des Malens - Einführung in die Kunsttherapie"*, Verlag C. H. Beck.

Kuratorium Deutsche Alterhilfe (Hrsg.) (2009), Kaiser Gudrun und Schneider-Grauvogel, Elisabeth: *"Licht und Farbe - Wohnqualität für Ältere Menschen"*, Köln.

Löhr, Oliver und Schaper, Kristina (2006): *"Acrylmalerei Collage-Techniken"*, Christophorus Verlag, Freiburg im Breisgau.

Löhr, Oliver und Schaper, Kristina (2004): *"Acrylmalerei Effekte und Techniken"*, Christophorus Verlag, Freiburg im Breisgau.

Löhr, Oliver und Schaper, Kristina (2007): *"Collagen mit Papier & Pastellkreiden"*, Christophorus Verlag, Freiburg im Breisgau.

Löhr, Oliver und Schaper, Kristina (2006): *"Mischtechniken mit Acryl 70 experimentelle Maltechniken"*, Verlag Knaur Ratgeber, München.

Löhr, Oliver, Schaper, Kristina und Zander, Ute (2008): *"Neue Acrylmalerei", Strukturen, Reliefs, Collagen"*, Christophorus Verlag, Freiburg im Breisgau.

Schmidt-Hackenberg, Ute (2005): *"Malen mit Dementen"*, Vincentz Network, Hannover .

Thomas, Martin (2005): *"Acryl-Malkurs 02. Strukturpasten & Spachteltechniken"*, Frechverlag Stuttgart.

Thomas, Martin (2006): *"Acryl-Malkurs 06. Aufbaukurs Mischtechniken"*, Frechverlag Stuttgart.

Von Spreti, Flora, Martius Philipp und Förstl, Hans (Hrsg.) (2005): *"Kunsttherapie bei psychischen Störungen"*, Urban &Fischer Verlag, München, Jena.

Warns, Else, (Hrsg.) (2008): *"Ich will Freiheit beim Malen"*, Kunst als autonome Kommunikation eines Menschen mit Demenz, Verlag EB-Verlag, Hamburg-Schenefeld.

8 Internetadressen

http://de.wikipedia.org/wiki/Polarisation_der_Aufmerksamkeit

http://de.wikipedia.org/wiki/Ressourcen

http://www.ipsi.fraunhofer.de/~crueger/farbe/farb-gest.html

http://nullbarriere.de/licht-farbe-wohnumgebung.htm

Autoren

Anke Manthey, Dipl. Päd.(Univ), Dipl. Soz.-Päd. (FH) ist stellvertretende Vorsitzende der Alzheimer Gesellschaft Ingolstadt e.V.

Ewa Meier, Dipl. Soz.-Päd. (FH) ist Mitarbeiterin Alzheimer Gesellschaft Ingostadte.V., Fachstelle für Pflegende Angehörige im Bayerischen Netzwerk Pflege

Birgit Maria Niedner ist Vorstand der Ingenium®-Stiftung Ingolstadt und Geschäftsführerin eines Zentrums für Energetisches Arbeiten

Dr. Winfried Teschauer ist Diplombiologe mit Schwerpunkt Neurobiolgie und Biochemie, Wissenschaftlicher Leiter und Geschäftsführer der Ingenium®-Stiftung Ingolstadt sowie u.a. Mitglied im Vorstand der Alzheimer Gesellschaft Ingolstadt e.V., der Deutschen Alzheimer Gesellschaft Landesverband Bayern e.V. (Nürnberg) und der Deutschen Alzheimer Gesellschaft e.V. - Selbsthilfe Demenz (Berlin).

Adressen

Alzheimer Gesellschaft Ingolstadt e.V.
im Zentrum der Ingenium Stiftung
Fauststraße 5, 85051 Ingolstadt
Tel.: 0841-8817732, Fax: 0841-881 77 34
email: info@alzheimer-ingolstadt.de
home: www.alzheimer-ingolstadt.de

Ingenium®-Stiftung Ingolstadt e.V.
im Zentrum der Ingenium®-Stiftung
Blücherstraße 39, 85051 Ingolstadt
Tel.: 0841-4913780, Fax: 0841-4913788
email: teschauer@ingenium-stiftung.de
home: www.ingenium-stiftung.de

Bildnachweis

© alle Fotos: Alzheimer Gesellschaft Ingolstadt e.V. / Ingenium®-Stiftung
Bilder von Dr. Winfried Teschauer, Helmut Greil, Ewa Meier und Sarah Straßer